T0178872

Cuida de ti

Cuida de ti

Cristina Andrades

VERGARA

Papel certificado por el Forest Stewardship Council®

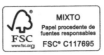

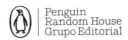

Primera edición: abril de 2021

© 2021, Cristina Andrades
© 2021, Victoria Inglés, por las ilustraciones
© 2021, Penguin Random House Grupo Editorial, S. A. U.
Travessera de Gràcia, 47-49. 08021 Barcelona

Printed in Spain – Impreso en España

SBN: 978-84-17664-89-3
Depósito legal: B-2.607-2021

Compuesto en Llibresimes, S. L.

Impreso en Gómez Aparicio, S. A.
Casarrubuelos (Madrid)

VE 6 4 8 9 3

A Martín, por enseñarme una nueva forma de ver el mundo y el autocuidado cuando terminaba de escribir estas páginas

ÍNDICE

EMPRENDAMOS EL VIAJE

Para empezar esta travesía necesitas una maleta. Se trata de un artefacto muy preciado; te acompañará en este y en cualquiera de los viajes que inicies en tu día a día. Quizá no dispones de todas las herramientas, objetos o tácticas que te gustaría llevar, aunque muchos de ellos los irás adquiriendo a lo largo del recorrido, y lo importante es llevar una maleta abierta, a punto para ser llenada de nuevas estrategias; este es el mejor de los recursos: la apertura al aprendizaje.

Con la maleta lista y abierta para llenarla... comenzamos.

CRISTINA ANDRADES

1

CONOCERME

¿Quién soy yo?

Para poder responder a la pregunta «¿Quién soy?» es preciso conocer mejor algunos conceptos relacionados con nuestro mundo más interno. El mundo interno se va construyendo a lo largo de la vida, y está compuesto por distintos roles y formas de responder ante todo lo que nos rodea. Debe ser tratado con cuidado y respeto mientras lo vamos descubriendo, como si fuera algo muy frágil y preciado. «Empatía», «compasión», «autocuidado» o «autoestima» son algunas de las palabras que más aparecerán a lo largo de este libro y te acompañarán en la lectura.

Haremos un recorrido por nuestro mundo interior; no será un recorrido que nos parezca novedoso, ya que probablemente todos lo habremos planeado muchas veces e incluso realizado otras tantas. Se trata de un camino hacia dentro de nosotros, enfilado sin prisas y con el piloto automático desactivado. Caminaremos prestando atención, fijándonos en las cosas buenas y en las no tan buenas pero que al fin y al cabo hacen de nosotros lo que somos ahora.

A lo largo del recorrido exploraremos algunos conceptos que nos serán de gran utilidad. Uno de los que más se habla actualmente es el de «autoempatía». La mayoría de las personas saben qué es la empatía y conocen su beneficio para nuestro mundo emocional y social. Sin embargo, son muchas las ocasiones en las que sentimos una gran empatía hacia lo ocurrido a los demás mientras que carecemos de comprensión y respeto cuando se trata de nuestros propios estados emocionales o nuestras circunstancias. ¡Cuántas veces habré escuchado en mi consulta frases como «Eso mismo les digo yo a mis amigas, pero cuando se trata de mí...»! Por eso es recomendable el cuidado y cultivo de la empatía hacia nosotros mismos.

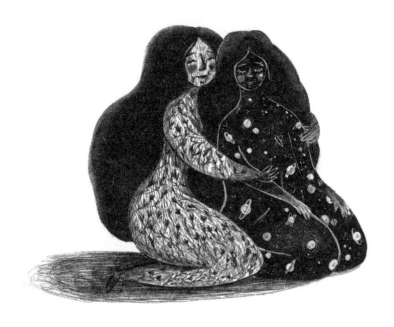

De las variables que se relacionan con la empatía, me gustaría centrarme en la idea de «estar dispuestos a escuchar», es decir, la capacidad de percibir el mundo emocional y de comprenderlo, con el apoyo necesario. ¿Te imaginas lo bueno que sería tratarte de esa manera? Ya no tendrían tanta fuerza ni intensidad las frases del tipo: «Soy lo peor», «No entiendo por qué me ocurre de nuevo lo mismo». Estas frases, normalmente dichas en el vacío y con una fuerte dosis de autocrítica (cosa de la que hablaremos más adelante), pasarían a ser escuchadas con una actitud más comprensiva, y por supuesto más compasiva, que nos acercaría al descubrimiento, traducida en preguntas como: «¿Qué ha pasado?», «¿Cómo me he sentido?», «¿Qué emoción me ha acompañado?».

Para cultivar la empatía con nosotros mismos debemos tener presentes las competencias emocionales o estrategias de regulación emocional. ¿De qué se trata? De ser capaces de conocer y reconocer nuestras emociones, comprenderlas y posteriormente gestionarlas. Concretamente, son las dos primeras capacidades las que cobran especial relevancia para el desarrollo de la empatía: el reconocimiento y la comprensión. ¿Cómo podemos cultivarlas? En primer lugar, conociendo el mundo emocional en el cual nos manejamos. ¿Te preguntas alguna vez qué emociones experimentas cada día? ¿Prestas atención a cómo te afectan las circunstancias o cómo te hace sentir el contacto con determinadas personas? Desgraciadamente, la respuesta más habitual es «No». Las prisas, el «corre corre» y las rutinas diarias nos desconectan de nuestras necesidades y nos conectan con los logros como único sinónimo de bienestar.

Continuando con el recorrido por las distintas nociones que trataremos en este libro, describiremos el llamado «autoconcepto»; este hace referencia a los pensamientos que tenemos sobre nosotros y sobre nuestra identidad. Rice nos habla del autoconcepto centrándose en la percepción cognitiva y la evaluación que las personas realizamos de nosotras mismas.[1] Por otro lado, por ejemplo, Josep Toro, en *El cuerpo como delito*,[2] nos habla del autoconcepto y su relación con la autoestima y la imagen corporal señalando que «El autoconcepto femenino suele fundamentarse significativamente en su atractivo corporal». A lo largo del libro haremos especial hincapié en esto último, ya que trataremos a fondo las exigencias dirigidas a la mujer, su cuerpo y la relación con la comida. Son muchos los autores que señalan la conveniencia de tener en cuenta la relación con nuestro cuerpo y la imagen corporal en la formación del autoconcepto. Por ejemplo, Baile nos indica que la imagen corporal «Es considerada crucial para explicar aspectos importantes de la personalidad como la autoestima o el autoconcepto».[3]

Mujeres, nosotras somos las más expuestas a la presión estética durante años y a la definición de nuestra validez según el físico; podemos creer que esto no nos mar-

1. P. Rice, *Adolescencia. Desarrollo, relaciones y cultura*, Madrid, Prentice Hall, 2000.
2. J. Toro, *El cuerpo como delito. Anorexia, bulimia, cultura y sociedad*, Barcelona, Ariel, 1996.
3. J. I. Baile, «¿Qué es la imagen corporal?», *Cuadernos del Marqués San Adrián: revista de humanidades*, n.º 2 (2003), pp. 53-70.

ca, pero, como estamos viendo, la construcción de lo que somos se ve inevitablemente influenciada por estos condicionantes. Y digo «mujeres» porque durante años hemos sido las más bombardeadas por la sociedad con estos mensajes. Sin embargo, actualmente los hombres también están recibiendo la exigencia de tener la figura esbelta y musculada, como una falsa prueba de éxito y logro.

Así, el autoconcepto de cada uno de nosotros está influido por las circunstancias y presiones sociales. Nos definimos y evaluamos basándonos en una medida establecida según dichas influencias. Imaginemos cuántas complicaciones nos genera el mundo actual, repleto de exigencias, modelos de perfección y comparaciones. ¿Es fácil construir un autoconcepto sano de nosotros mismos en medio de tantas imposiciones? No lo es. Por ello los profesionales de la psicología recomendamos, cada vez más, crear un entorno saludable; alejarse de aquellos mandatos que procedan del exterior, por ejemplo reduciendo la sobreexposición a la publicidad o las redes sociales que nos puedan resultar dañinas, o ignorarlos si es posible.

Ni el autoconcepto ni la autoestima se constituyen de

forma estable e inamovible, por ello podemos encontrar autoconceptos temporales o transitorios. Naranjo Pereira los describe del siguiente modo: «Estas ideas sobre el sí mismo están influidas por el estado de ánimo del momento o por una experiencia reciente»;[4] por ese motivo, hablaremos de autoconcepto o de autoestima sin intentar buscar la estabilidad permanente. Somos seres humanos con emociones y situaciones que nos afectan y fluctuamos en un continuo; esa es nuestra estabilidad: una fluctuación entre dos límites sanos. Podría compararse con el manejo de un barco en medio del mar. El marinero dispone de dos opciones: enfadarse con las olas, gritarles e insultarles para que paren de moverse y estén calmadas, o asumir que el mar lleva su propio ritmo. Si escoge la segunda opción, podrá adaptar su recorrido, crear estrategias que le permitan la navegación y buscar soluciones. Esta vía no está libre de enfados, probablemente los habrá, junto con muchas emociones de esas que solemos llamar negativas pero que son igualmente necesarias, y que, en vez de llevarnos al bloqueo que acostumbramos a

4. M. L. Naranjo Pereira, «Autoestima: un factor relevante en la vida de la persona y tema esencial del proceso educativo», *Actualidades Investigativas en Educación* [revista electrónica], vol. 7, n.º 3 (septiembre-diciembre, 2007), pp. 1-27.

encontrar cuando queremos silenciarlas, escuchándolas y permitiéndonos sentirlas nos acercarán a la acción. La lucha por el mar perfecto, al igual que la búsqueda incansable de la perfección en nuestras vidas, nos aboca a gran velocidad a lo imperfecto.

Volviendo a la pregunta con la que hemos empezado, «¿Quién soy?», podemos pensar que describirnos es sencillo, pero si hay algo que la práctica en la consulta me ha enseñado es que la pregunta «¿Quién eres?» o «¿Cómo eres?» resulta una de las más difíciles de responder.

Quizá eres de esas personas que no se describen a sí mismas desde la edad escolar, desde que redactaste en el colegio una descripción hablando de tu parte física y del componente más personal, en la que los adjetivos «gorda» o «delgado» aún no estaban tan cargados de estigma y significado como sin duda lo están actualmente para ti. La desconexión con la propia descripción facilita la falta de reconocimiento de nuestras características, lo cual conduce a que describir nuestras capacidades resulte una misión un tanto complicada. Las dificultades no terminan en este punto, pues no podemos olvidar las influencias del aprendizaje social que tantas veces nos ha indicado que hablar en positivo de nosotros mismos es de engreídos y egoístas, de tal modo que es habitual que aparezca un discurso crítico y exigente. La sociedad de exigencia nos enseña que debemos ser mejores a cada paso, pero sin mostrar ni reforzar nuestros avances; nos enseña a esconder los logros y a castigarnos por los fallos. Creemos que cumplir esta demanda es la mejor forma de funcionar y progresar, pero nadie nos avisó de las consecuencias que hacerlo conlleva para nuestro bienestar emocional. Por tanto, cada vez resulta más importante destacar desde la infancia las habilidades y los pequeños avances de las personas; reconocer los fallos como parte del camino, y que podemos aprender de ellos si los exploramos con una mente abierta, sin adoptar el castigo para combatirlos.

No es egoísta pensar en nosotros ni reconocer nuestro estado emocional (sea cual sea), o describirnos de forma positiva y negativa. Conocernos es una necesidad. Olvidamos que sentirnos y percibirnos a nosotros mismos nos ayuda a dejar de buscar fuera lo que podemos encontrar dentro; en cambio, si no nos miramos, si no nos conocemos, caeremos en la sensación de vacío y en el afán insaciable de estímulos externos. La falta de comprensión y conocimiento personal a menudo me recuerda la descripción de

Goleman,[5] quien en 1996 hablaba de la inteligencia emocional como, en parte, la capacidad para reconocer los propios sentimientos, lo cual es primordial cuando se trata de «mirar dentro» y describir con palabras lo que somos.

En los estudios científicos que investigan las dinámicas psicológicas en las que se usa la pregunta «¿Quién soy?» se ha encontrado que una gran parte de las descripciones están motivadas por los roles educativos y familiares.[6] Lo que somos está afectado por nuestra historia de vida y nuestro entorno pasado; asimismo, en el presente escuchamos lo que viene de fuera, lo cual nos influye. Además de todo esto, son muchas las veces que olvidamos nuestras propias opiniones y nos adaptamos para tener la sensación de que encajamos con los demás (sea cual sea el coste de esta actitud), buscando el tan deseado «sentido de pertenencia».

No debe extrañarnos esta necesidad de encajar (y a veces hasta de sobresalir). El logro, el refuerzo social y el ser halagados por aquello que hacemos bien se convierten en una necesidad humana que a todos de alguna manera nos gustaría satisfacer. Resulta extraño que, incluso cuando nosotros mismos desconocemos nuestras propias capaci-

5. D. Goleman, *Inteligencia emocional*, Barcelona, Kairós, 1996.
6. M. L. Naranjo Pereira, *art. cit.*

dades, pretendamos que los demás las identifiquen y nos valoren por ellas. Quizá tenga que ver con la confusión que existe sobre la estima personal, lo que significa y cómo desarrollarla.

La «autoestima» es un concepto comúnmente conocido y uno de los pilares básicos para el desarrollo humano, descrito por Abraham Maslow. Para este autor existen dos tipos de necesidades de estima: la propia y aquella que proviene de las otras personas.[7] En nuestro caso, nos estaríamos centrando en la estima propia.

Para mí, de las distintas definiciones y formas de entender la autoestima, la más útil es aquella que habla de este concepto alejándose de la idea de sentirnos bien con todo lo que hacemos y que, además, lo relaciona con el hecho de cultivar una relación compasiva con nosotros mismos. Sería tolerar que a veces las cosas no salen como esperábamos. Se trata de identificar nuestras cualidades y limitaciones, comprendernos, cuidarnos y hablarnos con asertividad impidiendo que la autocrítica sea el centro de nuestro discurso (aunque no podemos tener la capacidad de eliminar radicalmente los llamados «pensamientos ne-

7. *Ibid.*

gativos», cosa que ni siquiera es aconsejable hacer). La autoestima no se pierde, ni es algo que se tiene o no se tiene; todos desarrollamos una autoestima, suficiente o deficiente, alta o baja... Profundizaremos en este tema un poco más adelante, ya que antes es preciso explorar cada uno de los aspectos que se relacionan con la misma y con nuestro autocuidado. Por tanto, continuemos con la descripción de nosotros mismos.

¿Cuántas veces te han dicho que eres de una determinada forma, hasta tal punto que has acabado describiéndote así? Son las famosas etiquetas que se asignan a las personas desde bien pequeñas y que muchas veces se arrastran hasta la adultez, a pesar del gran peso que suponen para ellas. «Soy la responsable —me contaba una mujer a la que acompañé durante su tratamiento psicológico—. ¿Cómo voy a dejar de ser la responsable si lo he sido toda mi vida? Tengo miedo a actuar de manera que no corresponda con una cualidad que me define enormemente.» Esta persona se encontraba limitada a la hora de permitirse responder o actuar de formas distintas; necesitó ayuda (su tratamiento psicológico) para descubrir qué significaba para ella «ser la responsable» y que podía desempeñar muchos otros roles en su día a día sin perder su identidad.

Este es el motivo que nos trae aquí, llegar a ser capaces de responder a la pregunta «¿Quién soy?» por nosotros mismos, mirando dentro, investigando en nuestro interior y nuestra relación con el entorno, dejando a un lado (aunque sea por un momento) todo aquello que nos dijeron que éramos para permitirnos descubrir qué somos. Dejar a un lado no quiere decir olvidar, rechazar o renegar de lo que hemos vivido. Lo hicimos lo mejor que pudimos; sin embargo, ello no significa que en el presente no podamos explorar nuevos caminos.

Debemos tener en cuenta que no encontraremos una única manera de responder ante las circunstancias que nos rodean. Para que se comprenda mejor me remitiré a la explicación que da Regina Esly en su libro *Sanando la pandilla que vive adentro*.[8] Regina Esly, para ilustrar los roles que nos componen, señala que «todos tenemos "personas" (roles) que viven dentro de nosotros»; son lo que ella llama «la pandilla interna».

Todos estos roles son parte de nosotros, por lo tanto, dan lugar a diferentes formas de definirnos, describirnos o responder según el contexto en el que nos encontremos

8. R. Esly, *Sanando la pandilla que vive adentro*, North Charleston, CreateSpace Independent Publishing Platform, 2012.

o lo que nos despierte la situación que estamos viviendo. Veámoslo con un ejemplo: en el ámbito laboral confiamos en nuestras capacidades, creemos que somos personas aptas y preparadas para ejercer nuestra profesión; nos sentimos seguros. Sin embargo, en el ámbito social puede ser que nos cueste relacionarnos, que dudemos de nuestras capacidades de interacción y sintamos inseguridad. Quizá desde la infancia nos han reforzado el desarrollo intelectual: nuestro punto fuerte y una parte de nosotros se refuerza en estos contextos; sin embargo, las relaciones sociales nos suponen un reto debido a situaciones que hemos vivido o aprendizajes que hemos ido guardando en nuestra mochila y que nos despiertan unas inseguridades que en el ámbito laboral no aparecen.

Trabajar con los distintos roles y dotarnos de recursos para hacer uso de nuestras capacidades cuando las necesitemos es una labor que forma parte de un proceso terapéutico. Pero para realizarla debemos preguntarnos: «¿Qué necesito?», y responder partiendo de la curiosidad, sin juicio crítico, así como practicar una forma de mirarnos abierta y respetuosa.

En resumen, no desesperes si percibes características que pueden resultarte «negativas». La perfección nos aleja de la realidad; somos seres humanos con altibajos, con días buenos y no tan buenos y con unas características productivas y efectivas y otras que no lo son tanto, pero que forman parte todas ellas de nosotros. Necesitamos acogerlas para comprenderlas y poder gestionarlas (si fuera necesario). Y no, esto no es ver arcoíris y unicornios en cualquier parte, sino conocer y aceptar la realidad, una realidad que puede doler, dañarnos y provocarnos sensaciones desagradables, una realidad que, para poder gestionarla, adaptarnos a ella o cambiarla, necesitamos conocer con disposición y comprensión.

> Y sin gritar podemos hablar a gritos,
> hablando con el corazón.

¿Qué parte ocupa en mí la relación con la comida?

Hemos hablado brevemente de autoestima, autoconcepto, empatía y otras formas de cuidarnos. Durante años se ha creído que la alimentación y la salud se basaban de forma exclusiva en el resultado de un cálculo numérico que relaciona las calorías que ingerimos con las que nuestro cuerpo consume. Afortunadamente, está cobrando cada vez mayor relevancia el cuidado de la alimentación desde un punto de vista más amplio, que incluye las variables psicológicas de las que hemos hablado.

Son muchos los casos en los cuales la relación con la comida es importante para una persona. Y eso no es negativo, ¡para nada! Caemos en la trampa de los deberías («debería ser solo comida», «debería poder controlarla») y nos olvidamos de nuestra categoría de seres humanos que disfrutamos, sentimos placer y ponemos los cinco sentidos en marcha a la hora de la ingesta (¡y menos mal!).

No podemos desatender las emociones, que nos acompañarán en el camino y que nos ayudan a ser lo que somos. Precisamente por eso me atrevo a recordarte que todos tenemos en algún momento una relación emocional con la comida. La comida es fundamental en nuestra vida, forma parte del bienestar, de las relaciones sociales, de la cultura. También es cierto que la relación con ella en ocasiones se vuelve tormentosa y afecta a la salud, como en los casos de ingesta compulsiva, impulsiva o, sencillamente, descontrolada y desorganizada. Ni siquiera entonces, cuando existe una dificultad en la relación con la comida, es recomendable centrarse en objetivos del estilo: «Que la comida no me importe, no me influya»; puesto que es algo que, queramos o no, forma parte de la rutina diaria, algo que necesitamos cada día para nutrir nuestro cuerpo y que inevitablemente importa e influye en nuestra mente.

Propongo, por tanto, plantearse un objetivo distinto; sería el siguiente: «¿Y si me llevara bien con la comida?». Al fin y al cabo, todos necesitamos alimentarnos y satisfacer esta necesidad básica para vivir. Aun así, la buena relación con la comida no es la realidad de muchas personas. Sin adentrarnos específicamente en los trastornos de la conducta alimentaria (TCA), son frecuentes las situaciones que, sin llegar a ser limitantes y graves para la salud, implican un constante pensamiento en la alimentación, una «ansiedad» relacionada con la ingesta de alimentos y unas emociones desagradables asociadas con ella. Un sufrimiento enlazado con la alimentación que queremos frenar rompiendo dichos lazos. Sin recaer ni prestar atención en qué nos aportan, qué nos permiten o de qué nos protegen. Cada vez son más habituales en la consulta las peticiones de ayuda para superar problemáticas de este calibre, y la mayoría de las personas que las hacen buscan soluciones tan superficiales como ineficaces.

Son numerosas las formas en las que podemos encontrar alterada esta relación: se habla de adicción a la comida, trastorno de atracones, ingesta emocional o comer emocional, comer compulsivo, comer impulsivo, etcétera. Si elaboráramos una lista, aparecerían las innumerables maneras distintas de nombrar una serie de relaciones comportamentales y físicas con la comida, y todas ellas acaban manejándose bajo variables psicológicas similares. Así que, ¿por qué no centrarnos en estas variables que afectan a los sentimientos y emociones respecto a uno mismo en vez de encontrar un diagnóstico perfecto en el que encajemos? El diagnóstico es imprescindible y necesario en numerosos tratamientos psicológicos, pero cada vez más a menudo se observa que las personas que piden ayuda psicológica no llegan a cumplir determinados criterios de gravedad y aun así se sienten estigmatizadas por un diagnóstico que no les corresponde y se esfuerzan cada día por «acabar» con conductas que no son dañinas para ellas mismas, y que esconden una alta necesidad de control.

«Culpa», «remordimientos», «compensación», «frustración» o «descontrol» son algunas de las palabras que más escucho cuando hablo con personas que están pasando por este tipo de situación. Todas las emociones mencionadas son generadas principalmente por algo tan habitual como dañino: el intento de sobrecontrol. Quiero recalcar que este sobrecontrol es diferente del control saludable; podemos hablar de gestión saludable o de control saludable como autogestión, pero con un ingrediente imprescindible: la flexibilidad. Sin embargo, este no es el control que se impone en numerosos procesos dietéticos o que nos imponemos a través de las presiones y exigencias constantes. Tratamos nuestro cuerpo como si estuviera desprovisto de la capacidad de sentir placer, olvidamos que tenemos varios sentidos y que todos pueden despertarnos las ganas de comer, intentamos automatizar y sobrecontrolar algo que no siempre es controlable. Se trata de un fenómeno conocido, pues son muchos los estudios que relacionan los procesos dietéticos rígidos con posteriores problemas de gestión de las emociones relacionadas con la alimentación. Por este motivo, conectar con nuestras necesidades partiendo de la escucha, la exploración, la comprensión y la posterior gestión flexible es un camino mucho más sano hacia la mejora de nuestra salud física y mental.

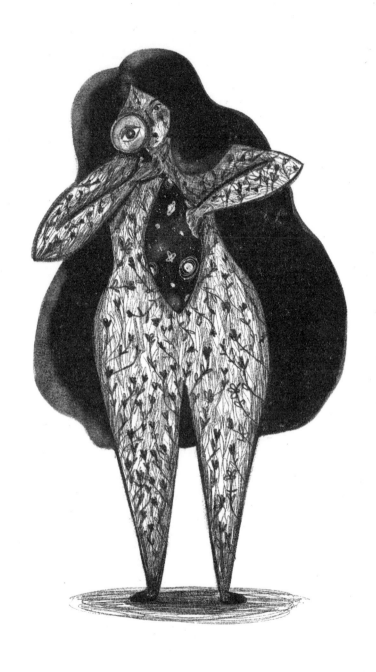

Recuerdo a una persona que en la consulta me decía: «Mi vida es la comida, lo ha sido siempre, y una parte de mí continúa anclada a ella, no quiere soltarse a pesar del sufrimiento». Y es así: la comida como recurso emocional nos ayuda y alivia (aunque sea a corto plazo), nos genera placer (aunque este desaparezca rápidamente), nos desconecta del mundo (aunque sea durante unos minutos), y no podemos olvidar que, nos guste o no, tiene una asociación psicológica, de la que hablaremos con mayor profundidad más adelante, que nos proporciona una ayuda, cubre una necesidad que no es recomendable continuar ignorando.

Desde que nacemos, el primer acto de amor y un importante vínculo se forma a través de la lactancia materna. Utilizamos la comida de forma «sana» para calmar al bebé. Sin embargo, avanzan los años y la comida comienza a ser el recurso fácil de castigos y refuerzos, en un juego en el cual los alimentos más saludables tienen claramente las de perder, ya que no suelen ser usados como regalos, formas de mostrar cariño o recompensas. Continuamos cumpliendo años y la publicidad no para de bombardearnos: «Cuídate», «Cuenta calorías», «Sé tú misma», «Come esto o lo otro»... Nos da a entender que la comida tendrá el poder de hacernos mejores, más felices y más realizadas. En este caso, las más influenciadas somos de nuevo nosotras, las mujeres.

En resumen, la prohibición de alimentos, la culpa asociada, la ingesta emocional, la publicidad y la sociedad que nos rodea son algunos de los factores, entre otros muchos, que interfieren en nuestra relación con la comida. Teniendo esto en cuenta, el concepto de «fuerza de voluntad» pierde validez como herramienta exclusiva y primaria para el cambio de hábitos. La fuerza de voluntad tiene fecha de caducidad, no es factible mantenerla a largo plazo. La sobrerresponsabilidad individual con la que hemos sido cargados durante mucho tiempo nos mostraba como seres independientes de todas estas influencias que mencionábamos. En ese ideal de no ser influenciados por nada ni nadie, parecía que la fuerza de voluntad (nuestra fuerza interior) era la mejor herramienta para lograr objetivos. Sin embargo, centrarnos en este concepto deja sin responder las preguntas esenciales para sanar nuestra relación con la comida, como «¿Qué me proporciona?», «¿Qué necesidad cubre en mí?» o «¿Cómo me hace sentir y cómo me ha hecho sentir en el pasado?», entre otras tantas que nos acercan a un conocimiento real de nuestro funcionamiento.

¿De qué se trata entonces? Como señalé anteriormente, de empezar a comprender que la simpleza con la que a veces se tratan estas dificultades no hace más que sumar frustración a todo lo que ya sienten aquellas personas que desean mejorar su relación con la comida. Vayamos un poco más allá y tomémoslo como una cuestión en la que se entremezclan distintos conceptos: gordofobia, familias, relaciones vinculares, apego, ideal de delgadez, transformación... Los iremos recorriendo poco a poco.

Y ahora pregúntate qué parte de ti ocupa todo esto. La respuesta suele ser: «La mayor parte». Y en esto es donde quiero que nos centremos. La alteración en sí —las variables psicológicas asociadas y los sentimientos comunes que encontramos— no es el único problema, sino que, además, estos sentimientos y pensamientos ocupan casi el cien por cien del día de la persona que padece tal alteración. Cuando «la comida es mi vida», el pensamiento dominante y el control constante que suponen las dietas habituales (y que ya sabemos qué consecuencias negativas pueden tener) producen tanto ruido mental que no queda tiempo para el autocuidado, para centrarnos en nuestra rutina y en las actividades de la vida. Pero no podemos engañarnos. No está en nuestra mano erradicar estos pensamientos y hacer que desaparezcan de nuestra mente. Si al hablar de nuestras características decíamos que todos tenemos rasgos que nos parecen menos positivos pero forman parte de nosotros mismos, con los pensamientos ocurre igual.

De una forma u otra, a lo largo de nuestra de vida hemos creado una relación específica con la alimentación, y la solución no es mirar hacia otro lado o intentar establecer un control estricto. La solución pasa por enfrentarnos a dicha relación, analizar las emociones que nos provoca y los pensamientos que genera en nuestra cabeza para así poder comprender lo que nos ocurre y encontrar el modo de ayudarnos.

Hasta ahora no hemos hablado de peso, ¿te has dado cuenta? Esto es porque una relación alterada con la comida no significa siempre un cambio en el peso, no va unida a la obesidad, ¡ni mucho menos! Es más, me atrevería a afirmar que un gran porcentaje de las personas que han pasado por mi consulta con esta dificultad tenía un llamado (mal llamado, diría yo) «peso saludable» o un «ligero sobrepeso». Sin embargo, el peso ha sido el protagonista en las consultas, y no solo de las relacionadas con la nutrición.

Es frecuente hacer los siguientes razonamientos:

- Las personas con problemas personales y sobrepeso suelen pensar: «Si adelgazara, me sentiría mejor».
- A las personas con problemas de salud y un peso elevado u obesidad, los demás suelen comentarles: «Deberías perder peso».

Si el peso tuviera semejante poder, si de él dependiera el bienestar personal, nuestra lucha carecería de sentido. ¿Para qué esforzarnos por mirar dentro? Todos tendríamos ese mal llamado «peso ideal» y seríamos de estructura similar, perdiendo la belleza de la diversidad. Las profesionales de la psicología nos haríamos especialistas en cultivar la fuerza de voluntad y nos olvidaríamos de conocer las emociones, la vida y las circunstancias de cada persona. La cuestión es que no, el peso no es el culpable.

Como hemos visto, la autoestima se compone de muchos más factores y variables que el peso corporal; la estabilidad de nuestro mundo emocional y el estado de ánimo es influenciado por todo nuestro entorno, nuestras acciones y nuestra historia de vida (entre otras muchas cosas).

Nuestra salud es tan compleja que no podemos hacer depender su mejora de un simple número en la báscula.

En general, los estudios señalan que una relación alterada con la comida, con ingesta compulsiva o atracones, viene acompañada de un ligero sobrepeso u obesidad. Por este motivo, durante años los tratamientos se han orientado exclusivamente a la bajada de peso como principal objetivo mediante la restricción de la ingesta; hemos recibido el falso mensaje de que cambiando el cuerpo cambiará el bienestar psicológico. Si realmente esa bajada de peso se centrara en la salud, se acompañaría (para que dicha asociación fuera correcta) de una mejora en las elecciones alimentarias, de un trabajo con la imagen corporal, de la reducción del estigma, del trabajo personal, de la disminución de los síntomas ansiosos y depresivos que se asocian con este estado físico y, por supuesto, de un cambio social. Pero desgraciadamente, en la mayoría de los casos el tratamiento carece de todos estos componentes y se aleja de la salud. ¿Cuánto daño nos provoca luchar por obtener unas determinadas medidas? Quitémosle protagonismo y responsabilidad a una única variable (el peso) y repartámoslo entre todos los factores influyentes en la salud de la persona.

Por tanto, si la comida ocupa demasiado espacio en tu vida, es el momento de mirar de frente tu relación con los distintos productos o alimentos. Son un recurso, no es fácil gestionar esta ingesta, pero recordemos que cuando hablamos de la maleta con la que iniciábamos el viaje, decíamos que está en nuestras manos llenarla de nuevas herramientas. La comida es una de estas herramientas; sin embargo, necesitamos conocer qué función tiene y dotarnos de otras herramientas. De esta forma no será nuestra única vía de escape y no se convertirá en el centro de nuestra vida.

> **«La relación con la comida implica más que la cantidad que ingerimos.»**

¿Me define mi físico?

No, no te define tu físico. Sin embargo, no es extraño sentir que sí lo hace. Si miramos a nuestro alrededor, descubriremos las constantes exigencias y presiones que recibimos acerca de nuestro cuerpo.

Desde hace muchísimo tiempo, la publicidad emocional relacionada con la figura corporal nos envía sin parar mensajes de perfección estética, de control y exigencias. Si has tenido un bebé, rápidamente se te dice el tiempo récord en el cual debes «recuperar» tu figura; si es que has decidido adelgazar, te señalarán las formas más adecuadas de reducir selectivamente la grasa de distintas partes del cuerpo, como si fuéramos muñecas o muñecos moldeables. Y esto nos daña aumentando:

- nuestras exigencias
- los «deberías»
- el rechazo
- la frustración

Y tanto aumento disminuye nuestro bienestar personal y afecta negativamente a la relación con nosotros mismos.

Por tanto, no te define tu físico, te defines tú. Tu físico tampoco define tus emociones. Sin embargo, puede influir en ellas, y viceversa. Es lógico sentir que nuestro físico limita y determina nuestras vidas, aunque nuestra parte más racional reconozca que esto no es así; pero si tenemos en cuenta nuestro contexto, no es tan descabellado que la exigencia de una figura concreta cobre mayor importancia. Como ya hemos dicho, la presión social y nuestra historia de vida y familiar, entre otros muchos condicionantes externos e internos, pueden llevarnos a valorar nuestro estado físico como algo que es de vital importancia tener en cuenta. Sobre nuestra figura recaen muchas «supuestas» capacidades: la capacidad de hacernos sentir bien, la capacidad de ser queridos, la capacidad de merecernos ponernos un biquini...

Antes de seguir adelante, vamos a diferenciar entre cuerpo e imagen corporal. Se trata de dos conceptos que a menudo consideramos similares y que nos ayudarán a entender muchas de las funciones que ignoramos que nuestro cuerpo realiza y que habitualmente tendemos a no valorar.

Llamaremos «cuerpo» a la forma real de nuestro cuerpo: nuestro peso, nuestro porcentaje de grasa y de masa muscular, aquello que alberga nuestros órganos, que nos permite vivir y cumple unas funciones para este objetivo. Nuestro cuerpo, funcional más allá de la estética, con recuerdos y señales de nuestras vivencias.

¿Y qué es entonces la imagen corporal? En palabras de Natalia Seijo, la imagen corporal es la imagen que cada persona tiene de sí misma. Además, Natalia Seijo señala que esta imagen «No es innata, sino que depende de la propia experiencia y de la imagen proyectada que es percibida por los demás. Todo lo que nos han dicho que somos y cómo nos han dicho que somos se vincula a nuestra imagen».[9] Por otro lado, según Baile, «La imagen corporal es un constructo psicológico complejo, que se refiere a cómo la autopercepción del cuerpo/apariencia genera una representación mental, compuesta por un esquema corporal perceptivo y así como las emociones, pensamientos y conductas asociadas».[10]

Vamos a intentar entenderlo. La imagen corporal es la representación que realizamos mentalmente de nuestra figura, y aunque pensemos que únicamente son importantes las variables físicas, la realidad es que en esta representación mental influyen también las variables emocionales y pensamientos. Es decir, la imagen corporal es nuestra percepción del propio cuerpo y las emociones asociadas a dicha percepción. Cómo percibimos nuestro físico, cómo nos sentimos o cómo reaccionamos ante él forman parte de la ima-

9. N. Seijo, «El yo rechazado: cómo trabajar con la imagen corporal en los trastornos alimentarios», *ESTD Newsletter*, vol. 5, n.º 4 (diciembre, 2016), pp. 5-14.
10. J. I. Baile, *art. cit.*

gen corporal, que está inevitablemente influida por todos los factores que hemos mencionado hasta ahora. Cuando en la consulta hablamos de «imagen corporal», a las personas que acompaño les resulta muy sencillo describirlo como: «Mi percepción, influida por todo lo que me pasa y lo que me hace sentir».

Es habitual encontrar distorsión o alteración de la imagen corporal en los casos de trastornos de la conducta alimentaria (TCA), y es igualmente habitual encontrar alteración, aunque en menor medida y en distinta forma, en población no clínica. Por ese motivo, generalmente es necesario prestar atención a las emociones y el discurso hacia nuestro cuerpo en casi todas las personas que se encuentran haciendo un recorrido hacia la mejora de su bienestar. Josep Toro, en su libro *El cuerpo como delito*, señala: «Mucho más que la mayoría de los hombres, las mujeres tienden a cifrar su autoestima en lo que ellas piensan de su propio cuerpo y en lo que creen que piensan los demás acerca del mismo».[11] Por tanto, para nuestro autoconcepto y autoestima resulta relevante lo que pensamos y sentimos sobre nuestra figura: nuestra imagen corporal.

11. J. Toro, *op. cit.*

¿Cuántas veces nos miramos al espejo y no nos gusta lo que vemos? ¿Prestamos atención a los pensamientos que rondan nuestra cabeza en ese momento? Este será nuestro primer paso: tomar consciencia de los pensamientos que nos hablan de nuestro físico y el mensaje que cada día nos enviamos sobre él. No pretendamos que el discurso se torne completamente positivo, nos basaremos en la realidad de su descripción. Sin insultos, y contextualizándolo, porque si cimentásemos nuestra decisión sobre nuestro físico en comentarios negativos, olvidando nuestra historia de vida, nuestras circunstancias diarias, nuestras limitaciones o facilidades para el autocuidado, estaríamos siendo jueces injustos que permiten emitir opiniones sin comprender que cada persona es distinta, que cada cuerpo es diferente y cada circunstancia, aún más diferente. Por este motivo te animo a reflexionar sobre el diálogo interno: ¿es justo?, ¿tiene en cuenta las circunstancias? Si la respuesta es negativa, comenzaremos por recordar la historia de nuestro cuerpo; nos pararemos a rememorar la infancia: ¿cómo nos sentíamos con el cuerpo entonces?, ¿cuándo comenzamos a relacionarnos con él de forma distinta?, ¿cómo vivimos el cambio en la adolescencia? Recordar nuestra historia corporal y escribirla nos ayudará a conectar con las emociones que lo acompañan.

Como estamos viendo, la relación con nuestro cuerpo delimita nuestro bienestar personal. Pero no se queda aquí, influye igualmente en nuestro bienestar social, la seguridad con que damos nuestros pasos, las relaciones de pareja. Rechazar mi figura puede hacerme sentir poco atractiva sexualmente, anteponiendo mis pensamientos y los que creo que tiene mi pareja hacia mi cuerpo, lo cual afectará a mi deseo. Por tanto, no es simplemente «vernos bien», es aceptar y tolerar nuestra imagen, respetar y cuidar nuestro cuerpo con el fin de buscar nuestro bienestar global. Y este no es un camino sencillo. Se recorre pasito a pasito, y el trayecto nos permitirá conocer y comprender lo que nuestra figura representa para nosotros.

> **Mi cuerpo como aliado.**

2

MI ALREDEDOR

Publicidad emocional

Hemos dado importancia a la influencia de los distintos factores que nos rodean e impactan en nuestro estado emocional, en nuestra manera de mirarnos y de apreciarnos, pero nuestro mundo más interno también se ve afectado por el exterior: familia, cultura, costumbres, rutinas, sociedad, publicidad, etcétera. En la actualidad, cuando las pantallas cada vez ocupan más espacio en nuestra vida, dos de los factores que más peso tienen en este sentido son la publicidad y el uso de las redes sociales.

Diariamente nos invade una riada de mensajes y anuncios. No me refiero a las redes sociales —nos centraremos en ellas en el siguiente apartado—, sino a la publicidad que nos llega a través de las revistas, la televisión y la radio. Desde la marquesina de la parada del metro hasta el periódico que leemos cada día, son incontables los lugares desde donde se nos indican productos o alimentos para sentirnos mejor, para estar más guapos, para incrementar nuestra felicidad... ¿Te has parado alguna vez a contabilizar los anuncios que ves cada día? Son demasiados los mensajes que nuestra cabeza recibe y que influyen en nuestros estereotipos, nuestros ideales y, por supuesto, nuestras conductas, pensamientos y emociones. Reconstruyamos una mañana cualquiera: nos levantamos y hacemos lo siguiente:

- Ponemos la televisión. ¡Sorpresa! Las presentadoras y los presentadores suelen encarnar un ideal de belleza y de delgadez. La diversidad corporal no se encuentra presente. Vemos las noticias y, a continuación, los anuncios que indican lo que deberíamos comer para comenzar el día con la energía que deberíamos tener para poder con todo; y entre tanto «debería», de repente, aparece ese alimento que nos ayudará a romper con las normas, ser libres y permitirnos disfrutar sin remordimientos.

- Salimos para ir a trabajar y... en la marquesina del metro, las gasolineras, los autobuses...: la publicidad se encuentra en cada rincón. Escuchamos la radio mientras conducimos o caminamos y se suma aún más publicidad (generalmente relacionada con las exigencias en torno al físico), y si optamos por viajar en transporte público y consultamos las redes sociales, encontramos de nuevo más mensajes cargados de deberías y exigencias que cumplir, que afectan a nuestra relación con nosotros mismos.

Querer alejarnos de esta influencia resulta imposible. Donde menos lo esperas, y casi sin tomar consciencia de ello, recibirás el impactante mensaje que se te envía. La publicidad forma parte de nuestro día a día, pero los mensajes y métodos usados cada vez recurren en mayor medida al componente emocional, y muchos de ellos lo hacen en exceso, de modo que pueden convertirse en una gran fuente de influencia.

¿Qué podemos hacer? En la consulta suelo insistir en la importancia de remarcar la existencia de los mensajes para hacerlos presentes y visibles, así podemos procesar de una forma más racional y objetiva la información. Este «hacerlo presente» quiere decir reconocer e identificar qué tipo de mensajes recibimos cada día; para ello debemos prestar atención a la publicidad a la que estamos expuestos. No los evitemos; muy contrariamente a lo que pensamos, evitar aumenta el desconocimiento. Si reflexionamos sobre las exigencias que dichos mensajes nos envían y prestamos atención a las obligaciones impuestas que se nos acumulan en un mismo día, nos estaremos empoderando y seremos más conscientes, gracias a lo cual podremos responder de un modo menos automatizado.

Fijémonos en la publicidad relacionada con la alimentación: dice cómo han de ser nuestras celebraciones y los regalos adecuados para nuestra familia; por ejemplo, indica qué podemos preparar para fomentar las comidas en casa, para que tus hijos no quieran comer fuera... Favorece la asociación de las emociones con la comida, señalando que seremos mejores personas si consumimos determinado producto o reflejando el bienestar personal que este nos puede aportar. Más concretamente, nos dice que unos bombones son la mejor muestra de cariño para tu pareja en días especiales; nos enseña también qué productos componen el «desayuno ideal», y que si quieres a tus hijos, lo mejor es ofrecerles ciertas barritas de chocolate como premio por sus logros. Este mensaje también lo reciben los pequeños, los cuales asimilan a través de fuertes asociaciones el poder reforzante de dichos productos. Estas asociaciones se mantienen y se incrementan al ofrecer estos productos de forma constante como premios; si sumamos los mensajes externos de los que estamos hablando a los ingredientes de la mayoría de ellos, que aumentan la palatabilidad de estos y por tanto refuerzan la asociación que nos han estado vendiendo, nos encontraremos con un potente «premio».

Sin embargo, la influencia no termina aquí. La publicidad nos dice cuándo debemos comenzar a cuidarnos iniciando la «operación biquini» y nos señala también cuándo es el momento de olvidarlo todo y comer sin límites «porque es Navidad». Inevitablemente marca nuestra rutina y nuestras vidas, nos avisa incluso de en qué momento debemos comenzar a consumir productos navideños o cuándo llega la época de comprar la ropa de la nueva temporada.

Si nos encontramos en un momento de vulnerabilidad, una sobreexposición a determinado tipo de publicidad puede crearnos falsas necesidades y exigencias que son inabarcables y aumentar el sentimiento de insuficiencia constante.

En relación con la conducta alimentaria, varios autores señalan que al sobrepeso y la obesidad puede contribuir la exposición a los mensajes publicitarios que ofertan productos de alimentación de un bajo valor nutricional.[12] En estos anuncios se potencian los estímulos persuasivos en positivo, como determinados nutrientes del alimento, sus colores y formas llamativas o sus posibles efectos positivos para nuestro estado físico; sin embargo, según señalan Ponce, Pabón y Lomas, es casi nula la presencia de información sobre los potenciales efectos negativos que podría provocar un consumo excesivo del producto anunciado.[13] Es decir, no solo se destacan los aspectos más atractivos, sino que se disimulan o esconden los más negativos. En cambio, prestemos atención a cuántas etiquetas vemos en un mercado. ¿Acaso se nos señala el rojito tan bonito que tienen las fresas?

No significa esto que la publicidad sea la culpable de nuestra desorganización alimentaria o el malestar con

12. R. A. Lama, A. Alonso, M. Gil-Campos, *et al.*, «Obesidad infantil. Recomendaciones del Comité de Nutrición de la Asociación Española de Pediatría. Parte I. Prevención. Detección precoz. Papel del pediatra», *Anales de Pediatría*, vol. 65, n.º 6 (diciembre, 2006), pp. 607-615.

13. J. A. Ponce Blandón, M. Pabón Carrasco y M. Lomas Campos, «Análisis de contenido de la publicidad de productos alimenticios dirigidos a la población infantil», *Gaceta Sanitaria*, vol. 31, n.º 3 (2017), pp. 180-186.

nuestra imagen, pero, sin duda, algunas de las estrategias usadas para favorecer las ventas nos dañan e influyen en todas las asociaciones que realizamos y que implementamos en nuestro día a día.

Dejando a un lado la publicidad de alimentos y los mensajes que nos envía, hoy en día se da una coyuntura realmente contradictoria que a mí personalmente me genera un enorme dilema. Hemos pasado a mezclar los «Cuídate», «Mantente delgada con esta crema» y «Toma esta infusión que elimina toxinas y calorías» con los «Acepta tu cuerpo», «Estiliza tus curvas», «Tenemos todas las tallas» y « Ropa para mujeres reales». Como si en la cabeza tuviéramos dos contenedores de mensajes distintos, recibimos estas consignas opuestas que pueden provocar aún más angustia, pues seguimos sin saber qué es lo correcto o cómo tratar nuestro cuerpo. Por lo general, aunque la lucha entre ambos tipos de mensajes cada vez está más presente, continúa ganando la necesidad de estar delgados como sinónimo de logro. Y no buscamos una delgadez cualquiera, sino una delgadez irreal, perfecta, sin marcas de vida. Una delgadez creada a través de programas de retoques, filtros y escenas estudiadas al milímetro que nosotros comparamos con la realidad natural, sin informática, sin cámaras que saquen los mejores ángulos. Una comparación en la cual perdemos siempre, y perdemos también nuestra valía personal y nuestra seguridad.

A pesar de que, ciertamente, la delgadez perfecta es lo más buscado y lo más destacado en las redes sociales, los movimientos a favor de la diversidad corporal en los últimos tiempos están cobrando mayor importancia. ¡Menos mal! Y son cada día más las personas que se muestran sin retoques, reales, con distintas formas y tamaños. La publicidad se ha dado cuenta, por supuesto, del potencial de este movimiento y por ello está realizando distintas campañas promocionales de marcas de ropa en las que se fomenta la inclusión de distintas tallas. Sin embargo, ¿qué mensaje de inclusión de tallas estamos enviando cuando se crean submarcas de tallas grandes que lo que hacen es etiquetar y estigmatizar a las personas que llevan su ropa? No debemos dejarnos engañar por esta estrategia; la inclusión y la diversidad de talla no consiste en crear una nueva submarca para un colectivo determinado, sino ampliar el tallaje de la marca habitual y mostrar la ropa con modelos y maniquís más diversos. Me alegra ver que cada vez son más las entidades que amplían la diversidad de tallas en su marca; y digo diversidad de tallas (hacia arriba y hacia abajo) ya que un cuerpo real no es un único cuerpo, es la diversidad de cuerpos que podemos encontrar en el mundo: más delgados, más gordos, más flácidos, más fuertes...

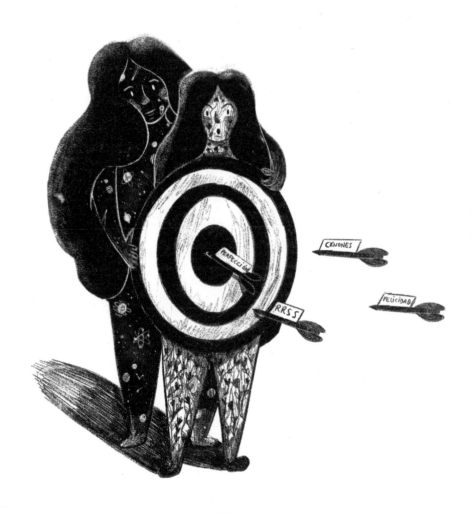

La publicidad parece que comienza a cambiar gracias a la presión de la sociedad, los movimientos en redes sociales, el cansancio de la población ante la sobreexposición a las exigencias de una irrealidad perfecta. Este cambio tiene un impacto positivo, principalmente al exponernos a cuerpos distintos entre ellos, ya que durante años hemos estado expuestos a un tipo de cuerpo específico, y esta imagen ha determinado los ideales de belleza, la moda, los tallajes, etcétera. Si esto cambia, si nos exponemos a la diversidad, encontraremos también nuevas variaciones en nuestras normas culturales y por ende se romperán muchos estigmas. Para esto, no obstante, necesitamos tiempo, una lucha constante y sobre todo el apoyo de las grandes industrias.

Mientras tanto (y no puedo evitar pensar que no será fácil desprendernos de los actuales modelos) continuaremos recibiendo mensajes dañinos a diario, especialmente las mujeres, que son uno de los colectivos más afectados por cuanto hace referencia a la forma física.

Como se señala en el primer estudio Novo Nordisk sobre el tratamiento a las personas con obesidad y sobrepeso en el entorno online, que analizó la prensa escrita española y los mensajes sobre obesidad que en ella se enviaban, el 81 por ciento de dichos mensajes se centraban exclusivamente en las mujeres.[14] Este es solo un dato que pone de relieve lo que podemos comprobar simplemente encendiendo la televisión o viendo el perfil de los personajes femeninos que aparecen en el cine o las series. Las mujeres somos las más interpeladas, aunque los hombres se van acercando a nuestro nivel, cada vez más presionados para que tengan una composición corporal musculada y unas características físicas específicas que de nuevo reclaman una perfección difícilmente alcanzable.

> **Que la publicidad no mande en mi percepción de mí misma.**

El mundo virtual y mi mundo

Exigencias, malestar emocional, idealidad... Hemos analizado cómo la publicidad y el marketing afectan a estos

14. Cícero Comunicación, *El trato a las personas con obesidad o sobrepeso en internet. Primer Estudio Novo Nordisk sobre el tratamiento a las personas con obesidad o sobrepeso en el entorno online: redes sociales, foros y comentarios en prensa*, Madrid, Novo Nordisk Spain, 2017.

componentes, pero no podemos olvidar a las redes sociales como parte de este mundo virtual que nos rodea.

Las redes sociales se han convertido en un lugar donde la belleza, lo ideal, la alegría y la felicidad adquieren su máxima expresión y las emociones negativas, los malos momentos o la tristeza parecen olvidados. Al igual que no toda la publicidad es dañina, tampoco lo es todo lo que se esconde tras las redes sociales. Estas han hecho incrementar el uso de filtros e imágenes perfectas y el gusto por lo estético, pero también permiten la conexión con personas que fomentan la diversidad, que muestran una parte de su realidad, que permiten enseñar sus vidas revelando sus complicaciones. La prevención de un uso inadecuado del mundo virtual sería lo más importante para gestionarlas de un modo saludable. Al fin y al cabo, todos (o la gran mayoría de las personas) estamos usando algunas de las tantas redes sociales que existen, y educarnos en el uso de estas parece lo más inteligente.

Para hablar sobre redes sociales y sus influencias, comenzaremos con lo que señalan Pacheco, Lozano y González, quienes afirman: «En cada época se observan características psicosociales que definen a las personas que nacieron en ella y se establecen categorías generacionales para poder identificarlas y ubicarlas en torno a determinados sucesos del contexto que les ha tocado vivir. De esta forma, existen elementos históricos y culturales que influyen en la manera en que las personas de una determinada generación se comportan».[15]

Actualmente, las redes sociales influyen en nuestro comportamiento, han marcado nuestra época. Por un lado, ha cambiado la forma de relacionarnos con las personas, pues ha adquirido prioridad el «enlace virtual», que es la principal forma de comunicación entre los más jóvenes y adolescentes. Asimismo, ha perdido importancia el contacto social, incluso dejamos de estar presentes cuando consultamos constantemente nuestras redes a pesar de encontrarnos compartiendo nuestro tiempo con seres queridos. Por otro lado, las redes sociales se han convertido en una gran base de datos, donde al buscar información encontramos material tanto visual como escrito, generado por *influencers* o creadores de contenido, que pueden no ser especialistas en la temática que nos interesa. Esto nos lleva a una gran desinformación, a pesar de la sobreinformación a la

15. B. M. Pacheco, J. L. Lozano y N. González, «Diagnóstico de utilización de Redes sociales: factor de riesgo para el adolescente», *Revista Iberoamericana para la Investigación y el Desarrollo Educativo* [revista electrónica], vol. 8, n.º 16 (enero-junio, 2018).

que estamos expuestos. Consejos, recomendaciones, pautas para una vida más feliz, entre otras tantas cosas; lo complicado es poner los filtros adecuados a aquello que vemos y seleccionar qué datos queremos recibir.

Si hay algún aspecto de las redes sociales que habría que subrayar en este libro sería, en primer lugar, cómo afectan a nuestras exigencias y a nuestro pensamiento crítico, y en segundo lugar, cómo favorecen los distintos estigmas.

En referencia al aumento del pensamiento crítico, lo más destacable son las comparaciones, a las que estamos expuestos cuando usamos una red social. Me preocupa especialmente el uso indiscriminado de los filtros que deforman nuestro rostro con el fin de lograr una mejora estética y mostrar que cada día y cada hora estamos «geniales», perfectamente maquilladas, con la cara iluminada; algunos filtros hasta nos retocan las pestañas y nos ponen complementos. ¿Qué rostro pretendemos que espere tener una persona que ha sido educada en este mundo virtual desde muy joven? ¿Qué estamos enseñando que es la belleza? Como decía en el capítulo anterior, la diversidad en la belleza es un concepto que necesitamos volver a explicar, ya que la sobreexposición a unos ideales tan concretos nos aleja de la tolerancia a nuestra normalidad e imperfecciones.

La idealización no afecta solo a lo estético. En muchas ocasiones, en la pantalla únicamente se muestran pequeños espacios de nuestra vida; espacios que no son seleccionados al azar y que, por lo general, se exhiben tras una gran preparación y edición. Se estudia el punto de vista de la imagen, la ropa que se lleva, la postura, y se crea una estampa completamente estática e irreal. Esto no significa que todo lo que hay tras la pantallas cumpla estas características, pero sí que es una muestra más de la importancia de seleccionar qué tipo de contenido queremos que aparezca en nuestros dispositivos.

Al fin y al cabo, estamos hablando de «escaparates», de lugares donde contactar con los demás, pero que al mismo tiempo muestran nuestro entorno, nuestra rutina y nuestra vida; de forma inevitable esta información fomenta las comparaciones y los rechazos; especialmente cuando nos encontramos con personas que están trabajando en su bienestar personal o que simplemente no se encuentran bien con ellas mismas. En relación con los trastornos de la conducta alimentaria (TCA), Lladó, González-Soltero y Blanco advierten que estar expuestos a contenido «peligroso» durante la adolescencia (que es considerada una edad vulnerable) puede contribuir al inicio de un TCA.[16] Más allá de las famosas páginas Pro-Ana y Pro-Mia, que fomentan de manera temeraria y evidente las enfermedades de la anorexia y la bulimia, existen páginas web que, sin llegar a promover un TCA de forma directa, sí influyen en nuestras exigencias y nos pueden dirigir a prácticas nocivas para la salud (prácticas relacionadas con la comida o el deporte, o con el aumento de la inseguridad y del pensamiento crítico hacia nosotros mismos), por ejemplo, mediante recomendaciones nutricionales para perder peso, contar calorías o lograr cambios de cuerpo radicales e irreales, hechas por no profesionales.

Recuerdo una consulta muy especial con una persona que se encontraba en un camino hacia la reconciliación con el cuerpo que la había acompañado toda su vida pero que había odiado constantemente. Un día, mientras hablábamos sobre sus ideales (estéticos y de vida), me comentó lo frustrante que le resultaba mirar una red social y ver la vida tan divertida que tenían las demás personas y

16. G. Lladó, R. González-Soltero, M. J. Blanco, «Anorexia y bulimia nerviosas: difusión virtual de la enfermedad como estilo de vida», *Nutrición hospitalaria* [revista electrónica], vol. 34, n.º 3 (mayo-junio, 2017), pp. 693-701.

la ropa estupenda que llevaban, que luego ella no lograba que le quedara de la misma manera. Se empeñaba tanto en que su vida fuera similar a la de esas personas que se olvidó de sus gustos, sus deseos y sus necesidades. Desconectó de ella misma para sentirse más conectada con lo que parece ser la forma más genial de vivir la vida. Al fin y al cabo, es característico de nuestra humanidad el querer sentirnos parte de algo, pero en este caso, la trayectoria que seguía esta persona estaba haciendo que se perdiera de ella y que la acompañara un gran sufrimiento.

En cuanto al estigma de la obesidad podemos analizar algunas influencias a través del primer estudio Novo Nordisk sobre el tratamiento que se da a las personas con obesidad y sobrepeso en el entorno virtual. Según dicho estudio, el término «gorda» aparecía, en una red social como Twitter, en el 41 por ciento de los mensajes que se analizaron; el segundo adjetivo más usado aparecía en el 21 por ciento de ellos. Por otro lado, en el 71 por ciento de los mensajes analizados que contenían términos referidos a la obesidad, dichos términos eran usados como insultos. Resulta que entre tanto ideal de vida, también había un hueco para los estereotipos, el rechazo y los insultos. Lógicamente, si pretendemos mostrar un solo cuerpo como válido y una sola forma de vivir la vida como aceptable, todo lo que rebase los límites marcados por estos modelos es considerado detestable. ¿El problema? Que la mayoría de nosotras, la mayoría de las personas, en nuestra vida real sobrepasamos esos límites.

Llamemos Lucía a una persona a la que acompañé durante su tratamiento y que presentaba obesidad. Lucía era (y es) usuaria y consumidora de redes sociales, especialmente de Instagram. Su relación con su obesidad la había mantenido alejada de la vida, escondida durante mucho tiempo, y gracias a las redes sociales y los movimientos de aceptación corporal había descubierto una gran diversidad de formas corporales, y que las personas que las presentaban podían sentirse felices y válidas. Sí, escrito aquí tal vez te parezca simple, pero, créeme, puede ser maravilloso descubrir que no tienes que cumplir un patrón físico determinado para ponerte un biquini y que puedes disfrutar con otras formas corporales. Hasta ahora, Lucía había descubierto la parte positiva y enriquecedora del mundo virtual relacionado con los movimientos a favor de la diversidad de cuerpos. Sin embargo, comenzó a sentir una gran presión, una parte de ella continuaba fuertemente atada al pensamiento de «mi cuerpo no es válido», mientras otra parte estaba comenzando a conocer un punto de vista completamente distinto que la hacía sentirse mucho mejor. Ocultó durante largo tiempo que, a pesar de la gran ayuda que todo esto suponía para ella, continuaba sintiendo rechazo; tenía miedo de verbalizar eso en su comunidad y no ser entendida. Lucía se cargaba de nuevo con la obligación de cumplir un rol y no se permitía expresar de forma sincera sus sentimientos.

Esa irrealidad que a veces se muestra de manera constante provoca que muchas personas, igual que Lucía, crean que si muestran esa parte de ellas, realmente no hay nada más allá. ¿Acaso Lucía es la única persona que, en medio de un proceso de cambio y descubrimiento, tiene sentimientos encontrados? No, no es la única, pero sí una de las pocas que lo verbalizan de esa manera; en el mundo virtual en el que se encuentra, ella sí es la única.

Aunque seamos capaces de reconocer una gran variedad de formas, tamaños y gustos y de respetar la diversidad corporal, aunque seamos conscientes de los factores que favorecen la gordofobia, necesitamos mucho trabajo, paciencia y tacto con nosotros mismos para desprendernos de las presiones que nos empujan a encajar con un grupo social y sentir la libertad de poder ser como somos.

Un uso inadecuado de las redes nos aleja de los grises a la misma velocidad que pasan los minutos cuando te encuentras navegando en ellas. Ya no se trata de comer sano, se trata de evitar hasta el menor detalle que se salga de los patrones saludables; ya no se trata de preparar y servir la comida de forma bonita, se trata de que si no es así es preferible no mostrarla; ya no se trata de hacer deporte, sino de que ahora tenemos que ir conjuntadas, vestidas para la ocasión y hacernos una foto antes y después. En los viajes se persigue la foto perfecta, no el propio disfrute.

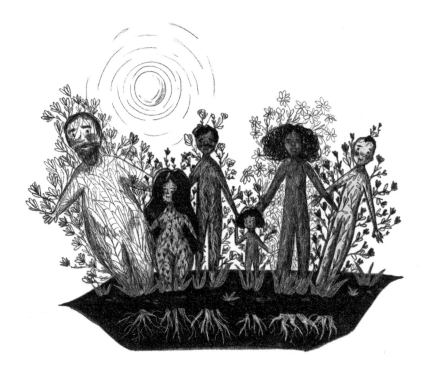

Buscar el gris entre tanto blanco y negro no es tarea fácil, pero podemos intentarlo. En internet, lo que más nos ayuda es comprender qué hay detrás de la pantalla: vemos una imagen, pero el día tiene veinticuatro horas. Existe una vida tras las imágenes y los vídeos; una vida con sus altibajos, sus emociones «incómodas», sus malos momentos, sus fotos descartadas, que no mostramos.

Por mucho que a veces nos parezca irreal, la verdad es que todos somos personas. Como personas, como seres humanos, lloramos, reímos, algunos días nos levantamos con mejor cara que otros, tenemos cuerpos diversos y gustos distintos. No olvides nunca que hay una vida tras la red social que visitas.

Más allá de esta influencia, resulta muy importante que cada persona conozca cómo es su relación con las distintas redes sociales. Te invito a reflexionar sobre ello mediante alguna de las siguientes preguntas para ayudarte a conocer tu forma de relacionarte con las redes sociales:

- ¿Cómo me siento cuando paso tiempo navegando por las redes sociales?
- ¿Cuánto tiempo dedico cada día a las redes sociales?

- ¿Qué me proporcionan?
- ¿Qué emociones aparecen en mí?
- ¿Me encuentro cómoda con este uso?

> **Lo que ven mis ojos a través de la pantalla es solo un pequeño reflejo de una realidad seleccionada.**

Persiguiendo la perfección

La lucha por la perfección se considera un factor predisponente para numerosas alteraciones psicológicas, sean cuadros de índole ansiosa, sean alteraciones de la conducta alimentaria, sean conductas obsesivas. No es necesario hablar de psicopatología para centrarnos en el daño psicológico que nos hace la lucha incansable por lograr determinadas características de la personalidad, físicas o de nuestra vida; características que se alejan de nosotros y son difíciles de conseguir, lo cual nos genera frustración. En esta búsqueda de lo «perfecto» tendemos a infravalorar nuestras capacidades y a potenciar nuestros «defectos», ya sea hacia nosotros mismos o comparándonos con una imagen de los demás tras la cual hay una realidad que desconocemos. Por lo tanto, el camino se vuelve dañino, ya que *intentamos parecernos más a los demás y menos a nosotros mismos*, pero... ¡no somos esas personas! Por tanto, la frustración está asegurada y la pérdida de identidad también. Resulta complicado alejarse de este juego, debido a que socialmente nos encontramos en una dinámica de cambios, exigencias y control. Es normal que nos comparemos, es normal que nos descubramos exigiéndonos demasiado, no pasa nada; lo importante es actuar cuando descubrimos y entendemos que ese juego no nos ayuda a caminar con una adecuada salud mental y afecta a nuestro bienestar.

Un nuevo camino podría ser concentrarnos en mirar y dirigir el foco hacia nosotros mismos. Recordar lo que somos y lo que nos ha llevado hasta este punto, ese TODO somos nosotros. Dentro de nuestra identidad encontramos imperfecciones, errores, momentos en que fallamos a los demás y a nosotros mismos, fracasos, caídas...; todas estas circunstancias forman parte de nuestra historia. La historia de vida, el recorrido desde la infancia hasta el presente forma parte de lo que somos, nos ha ido forjando. De una forma u otra, estas influencias han estado o están en nuestro recorrido y no han sido vividas por las personas con las que nos comparamos. Esta es una de las principales razones por las que todas las personas presentamos diferencias tanto físicas como psicológicas.

Si quisiéramos erradicar la dinámica de comparaciones y exigencias, ¿cómo lo haríamos? Normalmente nos centraríamos en repetirnos una y otra vez «No lo hagas», «No te compares más», sin embargo, estaríamos de nuevo intentando controlar nuestras acciones mediante mandatos dirigidos a nosotros mismos y no entendiéndonos ni tratándonos con respeto. Ninguno de nosotros sufrimos por voluntad propia; es cierto que podemos encontrar placer en ciertas prácticas que implican sufrimiento, pero, en cuanto a las acciones del día a día, no es habitual que una persona quiera sentir vergüenza al salir a la calle y comparar su cuerpo con el de los demás, no es por propia voluntad que siempre salgamos perdiendo cuando valoramos si al hacer determinada actividad seremos o no buenos ejecutores. Empeñarnos en evitar los pensamientos de comparación y crítica no hará que se esfumen.

Muchas de estas cadenas de pensamientos probablemente nos acompañen desde nuestros primeros aprendizajes, cuando en clase siempre se destacaba el trabajo de aquel compañero y nosotros también deseábamos el reconocimiento de la maestra y la familia, o simplemente sentíamos la necesidad de destacar para ser vistos. A continuación te presento dos pequeños ejemplos de cosas que hacemos en la vida adulta sin ninguna relación aparente con nuestra historia y que sin embargo la tienen. Puede ser trasladándonos al pasado o regresando a un momento más cercano de nuestra vida, sea como sea aprendemos de nuestras circunstancias, moldeamos nuestra forma de responder según las experiencias previas que hemos ido teniendo.

Imaginemos un largo camino que recorremos con paso calmado, disfrutando del paisaje, y aunque a veces estemos cansados sabemos que tenemos que seguir caminando y que en cualquier momento pueden aparecer pequeñas recompensas. Antes de emprender la marcha hemos visto nuestras posibilidades, sabemos que algunas de las piedras que nos encontraremos serán más complicadas de salvar que otras, y que probablemente no tardaremos lo mismo que nuestro amigo en hacer el recorrido, tardaremos lo que necesitemos tardar. Ahora imaginemos un camino igual de largo, por el que avanzamos con una maleta llena de piedras a cuestas; son unas piedras que no queremos, y nos lamentamos todo el rato de tener que acarrearlas. Mientras caminamos miramos a nuestro alrededor y juzgamos las maletas de los demás —«No lleva tantas piedras como yo, tengo que lograr quitármelas de encima», pensamos—, y sin darnos cuenta añadimos más peso y carga a nuestra maleta. Cansados y agotados, sabiendo que hasta que no lleguemos al final (un final que se entrevé lejano) no obtendremos ninguna recompensa ni refuerzo. Este es el camino de la perfección. Ya que recorrerlo no es suficiente, queremos la recompensa y queremos llegar los primeros. Y entre tanto querer o no querer, esperamos que al final del camino nuestra autoestima aumente, cuando en realidad llevamos un largo trecho lapidando nuestras posibilidades y recursos. La búsqueda de la perfección nos aleja y nos distrae de nuestro alrededor, visualizando de forma obsesiva un único objetivo, que se hace inalcanzable por los motivos que hemos ido explicando anteriormente. ¿Consecuencia? Frustración, mucho rechazo, ganas de no caminar más, convencimiento de que somos incapaces de lograr lo que parece sencillo. Si en ese camino lleváramos un pequeño personaje en el hombro que nos fuera diciendo en voz alta lo que pasa por nuestros pensamientos, probablemente no sentiríamos nada positivo por él y criticaríamos sus comentarios; sin embargo, en nuestro día a día nos cargamos de frases similares a las que él diría: «No lo estás haciendo bien», «Quizá podrías esforzarte más», «Mira aquella persona, lo bien que le sale todo siempre», frases que ponen en duda nuestras virtudes y afectan por tanto a cómo nos valoramos y a lo que esperamos de nosotros mismos.

Aun así, hemos visto que todos disponemos de distintos roles, y seguramente una parte de ti es más comprensiva y empática con este discurso, y se da cuenta del daño que puede ocasionar, pero es consciente de su procedencia. Es esa parte la que queremos que suba la voz para poder ser más flexibles con nosotros mismos.

Sería algo parecido a acompañar o apoyar a una amiga cuando se encuentra en ese bucle de pensamientos. Algunos de ellos forman respuestas más o menos automáticas de nuestra manera de procesar el mundo (hablaremos de esta cuestión más adelante), pero otros los provoca especialmente todo lo que aquí estamos comentando; del mismo modo, en ambos casos, además de trabajar para construir una creencia más racional, podemos hacerlo mediante el acompañamiento y la comprensión, apoyándonos a nosotros mismos, alejándonos de una nueva crítica. Esto no es algo que resulte sencillo ni que debamos repetirnos con mucha fuerza de voluntad, no se trata de «el que quiere puede»; en muchos casos se requiere que un profesional de la psicología nos ayude a implementar las técnicas adecuadas para mejorar nuestro bienestar.

Una variable más que se presenta unida a la perfección es la necesidad de control; esa que nos engaña y nos hace creer que tenemos la capacidad de manejar nuestro alrededor y que somos tan poderosos que podemos evitar que las cosas salgan mal. Esa necesidad de control que nos carga de responsabilidades que pueden correspondernos o no, pero que de todas formas nos las echamos a la espalda; esa que también nos dice que no deleguemos en nadie, que es mejor que lo manejemos y supervisemos todo. Este control que parece positivo y que creemos que nos ayuda a librarnos de fallos y errores en realidad nos hace sufrir un daño tanto físico, en forma de problemas tensionales y musculares, como mental, en forma de dificultades para gestionar la ansiedad y, por supuesto, de las dificultades que hemos mencionado anteriormente relacionadas con la búsqueda de la perfección. Y yo te pregunto: ¿de verdad podemos controlarlo todo? La vida nos ha enseñado que vienen curvas que no esperamos, que de repente se gira todo lo que teníamos organizado y que, aunque podemos prevenir y estar «preparados», siempre encontramos aspectos que no podemos ni debemos controlar si queremos conservar la salud mental. Por este motivo es tan importante ser flexibles con nosotros mismos, permitirnos salidas de ruta en nuestro plan de vida, comprender que se escapa del control humano el gestionarlo y manejarlo todo, y ser congruentes con nuestras emociones.

Ahora te invito a la reflexión. Comenzamos hablando de autoestima y autoconcepto, hemos continuado tratando el tema de la publicidad, las redes sociales, la perfección y la exigencia, y el modo en que todo se retroalimenta. ¿Alguna vez te habías parado a pensar que quizá las frases motivadoras del estilo de «Querer es poder» o «Tú decides tu camino» nos llevan a una sobrerresponsabilidad que podría resultar aún más dañina para nosotros? Si sientes que no puedes, si crees que algo se está volviendo tan complicado que no logras gestionarlo, si tus pensamientos más críticos invaden cada día tu cabeza, el mejor consejo es buscar ayuda profesional. Acabamos de nombrar muchas de las influencias, factores y relaciones que provocan que esto ocurra, y para no sentir que estás so-brepasada a menudo es necesaria una exploración, así como el trabajo con profesionales de la psicología. Como veremos más adelante, pedir ayuda es una de las acciones de autocuidado más importantes.

> Cada vez estamos más atentos a los demás y nos olvidamos más de nosotros.

3

LA AUTOESTIMA

De la autoestima al autocuidado

Todo el mundo habla de la autoestima, pero pocas personas saben a qué hace referencia. Si realizara una estadística, descubriría muy probablemente que en el 80 por ciento de las consultas que recibimos cada día en el centro de psicología aparecen frases como «Tengo una baja autoestima» o, sencillamente, «No tengo autoestima». Así, de repente, la autoestima se convierte en algo que se tiene y no se tiene, en un constructo «superpoderoso» con el que se está a salvo de cualquier malestar emocional.

Al comienzo de este libro hemos trazado algunas pinceladas acerca de este concepto; ahora vamos a adentrarnos en él, y además conoceremos algunos otros conceptos conectados con el de la autoestima, ya que somos una relación constante entre diferentes factores y variables que se influyen entre sí. Como decía Abraham Maslow, «supongo que es tentador tratar todo como si fuera un clavo, si la única herramienta que tienes es un martillo», pero la realidad sobre nosotros es la interrelación, tanto en lo físico como en lo mental.

Si hay algo que debemos aclarar antes de comenzar es la idea de que la autoestima no está permanentemente baja o alta; es muy común caer en la trampa diciendo «Es que tengo una baja autoestima» e instalarse en una pasividad y resignación que, lejos de ayudar, paraliza. Por otro lado, la autoestima siempre está; se trata de un constructo que da significado a la fluctuación del juicio sobre nosotros mismos; es decir, la autoestima fluctúa con los acontecimientos que nos rodean, fluctúa por etapas y momentos, pero está presente, no desaparece. Cuando decimos que la autoestima está baja, en realidad lo que ocurre es que la autoestima está dañada, la valoración de nosotros está dañada y nos daña. Si crees que no tienes autoestima, pero sin embargo acudes a terapia, es porque una parte de ti confía en tu progreso y piensa que puedes lograr encontrarte mejor; esto es un juicio positivo sobre tus capacidades, es decir, lo que se suele llamar «autoestima positiva».

Hay profesionales de la psicología que entienden la autoestima como una forma de evaluarnos y que consideran que centrarnos en el objetivo de disponer de una alta autoestima nos puede hacer caer en una red de exigencias y falso control creyendo (como señalábamos en los anteriores capítulos) que se trata de querernos por encima de todo y de todos. Bell y Rushforth, en su libro *Superar una imagen corporal distorsionada*,[17] nos hablan de la autoestima como juicio; aunque resulte un juicio positivo, al fin y al cabo supone una valoración de nosotros mismos. En numerosas ocasiones caemos en el juicio negativo refugiándonos en la idea de que tenemos una baja autoestima; comparamos cada paso que damos y cada decisión que tomamos con lo que han hecho otras personas, y nosotros salimos perdiendo, ponemos en entredicho cada uno de nuestros movimientos estratégicos o aptitudes cuando debemos valorarlos, no nos sentimos capaces de nada y

17. L. Bell y J. Rushforth, *Superar una imagen corporal distorsionada: un programa para personas con trastornos alimentarios*, Madrid, Alianza Editorial, 2010.

creemos que nuestras facultades están limitadas: emitimos un juicio negativo de nosotros mismos.

¿Quiere esto decir que los juicios positivos siempre nos ayudan? En absoluto. Caer en un sobrejuicio positivo, sentirnos capaces de todo, no conocernos desde lo más oscuro no es sino información sobre nosotros que nos falta, nos limita. Es un efecto parecido al de cuando algo no sale como esperábamos y la decepción es enorme porque confiábamos en lograrlo y no teníamos presente la posibilidad del fracaso. ¿Qué podemos hacer entonces? Caminar en busca de la flexibilidad. Usaré esta palabra incansablemente a lo largo de este libro, hablaré de ser flexibles con nosotros, de conocer nuestro funcionamiento y comprender que no podemos ni debemos creernos invencibles ni totalmente destruidos.

Por tanto, sería adecuado repartir el sobrevalor que durante años se le ha otorgado socialmente a este constructo entre otros tantos conceptos que, de forma conjunta, completan lo que somos y el modo de sentirnos mejor. Aceptación, compasión y por supuesto autocuidado. ¿Cómo sería esto? Trabajar (con ayuda profesional si es necesario) para no enjuiciarnos de manera negativa constantemente y no tener un autoconcepto de nosotros que nos incapacite, pero al mismo tiempo comprender y aceptar que las cosas no son siempre positivas ni correctas, y que no siempre logramos lo que nos proponemos. Si creías que el objetivo es cambiar para «poder con todo», probablemente estabas equivocada.

El autocuidado es, para mí, uno de los conceptos más cercanos a la sana autoestima, y significa desanclarnos del concepto de «me quiero» y centrarnos en el de «me cuido».

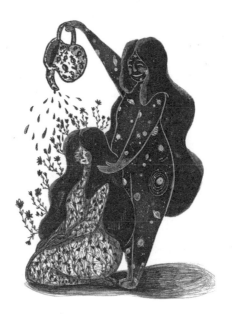

¿Por qué lo abordamos así? Quererrnos a veces lleva implícita la idea de que no es posible quererse y a la vez reconocer los propios errores y limitaciones; solemos caer en la trampa de creer que quererrnos es ver todo nuestro ser en positivo y siempre llevar la razón en nuestras acciones y decisiones. Cualquier mínimo fallo, error, arrepentimiento o emoción de esas a las que llamamos negativas nos hace pensar que debemos mejorar y cambiar.

Os animo a sustituir dicha idea por la idea de autocuidado. Cuidarnos es respetarnos con asertividad hacia nosotros y hacia los demás, es trabajar y dar espacio a la compasión reduciendo las voces más críticas (que analizaremos más adelante); respetarnos también implica conocer nuestros límites y parar cuando es necesario, decir no y ser conscientes de nuestro comportamiento. Podemos encontrar autocuidado en las pequeñas cosas. Por ejemplo, yo escribo estas líneas en la playa, permitiéndome descansos que me ayuden a desconectar de la rutina diaria; para mí, esto es autocuidado. ¿Te parece que el autocuidado puede ser ofrecerte una ducha calmada, ir paseando al trabajo o elegir productos saludables, siendo flexibles, cuando hacemos la compra? ¡Claro que sí! Todos los días realizamos actos y conductas de autocuidado, pero a veces no les prestamos la atención suficiente. Te invito a observar tus pequeñas conductas de autocuidado, así como a incrementarlas si es posible. Recuerda que lo que para mí es autocuidado puede no serlo para ti, es necesario realizar un proceso reflexivo sobre las propias necesidades y posteriormente enumerar posibles pequeñas actividades del día a día que te ayuden a cubrirlas. Es decir, fijarse en ese tipo de cositas que nos aportan beneficios, que fomentan el bienestar y disminuyen las conductas destructivas con nosotros mismos.

Las estrategias de autocuidado que implementamos en nosotros son aprendidas; los cuidados recibidos de pequeños y el modo en que atendieron nuestras necesidades se relacionan con nuestra forma de cuidarnos en la adultez. Si, por ejemplo, cuando nos hacía falta algo y lo pedíamos nos lo negaron o restaron importancia a la petición, habremos aprendido a callar: no tiene sentido expresar mi necesidad de ayuda si no será atendida. Es mejor silenciarla y seguir adelante. Sin embargo, que las experiencias tempranas influyan en las conductas de autocuidado como adultos no significa que dichas conductas no se puedan reaprender.

Hay muchísimas maneras distintas de acercarse al autocuidado, pero en el libro *Sé amigo de ti mismo*, de José Vicente Bonet,[18] encontrarás un planteamiento que voy a

18. J. V. Bonet, *Sé amigo de ti mismo. Manual de autoestima*, Bilbao, Sal Terrae, 1997.

trasladar aquí por su sencillez y claridad. Se trata de «las cuatro aes de la autoestima», que relacionaremos también con nuestro autocuidado: aprecio, aceptación, afecto y atención a las necesidades, como las formas más básicas de cultivar el cuidado de uno mismo y un modo de tratarnos respetuoso y sano. La primera persona que me dio a conocer esta manera de abordar el autocuidado fue Gema García, la cual ha establecido un registro para trabajar y atender en la consulta estas cuatro aes como los principales pilares del desarrollo de conductas de autocuidado. A través de dicho registro las hacemos más visibles, así estos pequeños gestos cobran mayor relevancia e importancia para nosotros y podemos valorarlos; además, el registro nos permite ser conscientes de las carencias o de dónde debemos invertir más energía para continuar mejorando.

Por otro lado, todos los seres humanos de una forma u otra nos queremos, hacemos todo lo que podemos para nosotros mismos. Tim Desmond incluye esta faceta en el segundo componente de su descripción de la compasión: «Toda persona quiere ser feliz e intenta crear felicidad para sí mismo o para los demás».[19]

19. T. Desmond, *La autocompasión en psicoterapia*, Bilbao, Desclée de Brouwer, 2018.

Sin embargo, nuestra historia de vida, el entorno o las circunstancias a veces nos alejan de esto, de la conexión con nosotros mismos, y adoptamos conductas que nos pueden dañar; aun así, no por ello es recomendable entrar en un círculo de críticas y rechazos. Comprender lo ocurrido y partir del respeto y el cuidado nos ayudará a no perdernos en dinámicas que nos perjudiquen. Como vemos, son muchas las formas de definir y entender este concepto, pero generalmente todas se basan en lo mismo: respeto y atención a nuestras necesidades; asertividad hacia nosotros y los demás, valoración y reconocimiento de los propios errores. Quizá al leerlo te parece un imposible, sin embargo, paso a paso, sin prisa pero con un caminar constante, se puede realizar este trabajo para lograr una mayor estabilidad emocional.

El trabajo de la compasión, la aceptación, la autocompasión y la aceptación radical está cobrando mayor importancia, y estos conceptos empiezan a verse como tratamientos de la psicología a través de la incorporación de las terapias de tercera generación. Nos hemos acercado a la compasión, pero profundizaremos un poco más partiendo de la definición de Tim Desmond. Él organiza su explicación en tres componentes básicos: comprender que la persona sufre, o nosotros sufrimos, comprender que la persona quiere ser feliz o queremos ser felices e intentamos crear felicidad para nosotros mismos y los demás, y comprender que no existe una separación fundamental entre nosotros. Por tanto, la compasión se acerca más a la relación con nosotros mismos de forma directa, sin juicio, y nos ayuda a comprender nuestro ser y nuestro funcionamiento para llevarnos a la acción. La autoestima, sin embargo, comienza por una valoración o juicio, para posteriormente poner en marcha una actuación dirigida a nosotros o a los demás. En general, estos tres componentes, definidos o nombrados de distintas maneras, forman los tres pilares básicos de una relación compasiva con nosotros mismos o los demás: la consciencia de lo que está pasando, la humanidad compartida (que no exista una separación fundamental entre nosotros) y el trato amable o la amabilidad.

Esto no significa que la autoestima carezca de valor. Es un constructo muy estudiado y consolidado en psicología, sin embargo, te animo a introducir otras formas o enfoques para que de manera global puedas encontrar la mejor manera de ayudarte y de entender aquello que estás viviendo.

En resumen, la autoestima no va y viene, es un juicio que hacemos de nosotros mismos que puede variar a lo largo del tiempo y fluctuar (por tanto tampoco podemos no tener autoestima); a través de este juicio valoramos nuestra autoeficacia y autoconcepto. Lo que opinamos de nosotros influirá en que nos sintamos más o menos capaces de hacer las cosas y en la seguridad que tengamos a la hora de actuar.

> **Pensar en mí no es egoísmo,**
> **es coherencia.**

Mi parte más interna

Como si de un puzle se tratase, con todos los componentes que hemos estado viendo se construye nuestra parte más interna. Imagina tu interior como una urbanización en la que cada vivienda corresponde a uno de los contextos en los que te manejas o te has manejado en el pasado, y que en tu urbanización conviven todos los roles (diferentes papeles) que has aprendido a representar a lo largo de tu vida. En esta urbanización hay una escuela. ¡Puedes aprender! Y pensarás: ¿se puede aprender a ser mejor persona? La respuesta es que es posible aprender a relacionarnos mejor con nosotros mismos y con los demás; no mejoramos para ser más fuertes, más capaces de todo, más resistentes, no es necesario. Podemos trabajar para sentirnos mejor, ser más flexibles, permitirnos el descanso y entender que no podemos con todo. Tal vez parezca una contradicción, pues la vida actual nos enseña que nunca es suficiente, así que resulta muy sencillo caer en la trampa de pensar constantemente: «Puedo y debo ser mejor», y dejar de valorar lo que ya tenemos y de reforzarnos con ello, y sentir una insatisfacción permanente.

Estamos muy acostumbrados a prestar atención a las señales externas y los dolores, a prevenir las enfermedades físicas; sin embargo, no damos la importancia necesaria a la prevención en salud mental. ¿Te imaginas que, en la consulta con la pierna rota, el médico te dijera que debes ser fuerte y salir a caminar aunque duela, con el consiguiente riesgo de empeorar la rotura? Pues así de ilógico debería parecernos que a una persona que presenta sintomatología depresiva se le indique que tiene que ser capaz de ver la vida con otros ojos, o que a alguien desgarrado por dentro por un acontecimiento difícil de superar y asimilar se le señale la necesidad de fortaleza, tan desatinado como hablar principalmente de fuerza de voluntad ante un problema con la relación con la comida. A veces precisamos mirar un poco más adentro, tan adentro que no alcanzamos a ver, y probablemente nos hará falta ayuda e intervención psicológica para lograrlo. Emociones y sentimientos que nos pasamos los días intentando evitar y con los que procuramos convivir como robots, pero que, ¡sorpresa!, aparecen una y otra vez porque son, sin duda, una de las partes más importantes y que nos permiten relacionarnos, crear amor y vínculos, y sin los cuales perderíamos parte de nuestra esencia.

Es inevitable romperse, tener malos momentos, sentirse perdido. Es inevitable que tengamos que enfrentarnos a situaciones complicadas, que quedemos dañados, y es en estos momentos cuando pedir ayudar lo antes posible puede convertirse en un paso decisivo para nuestra futura salud mental. Pero para ello debemos aprender a prestar atención a las señales, al igual que aprendimos que el dolor de garganta y la tos eran una advertencia para ir al médico de cabecera. Nadie nos ha enseñado que

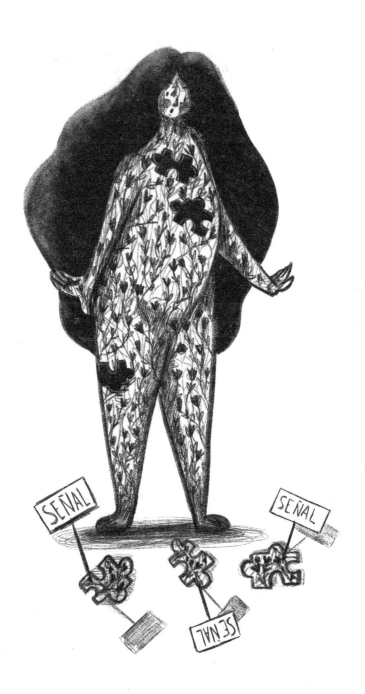

la tristeza es necesaria, pero que si inunda cada día de nuestra vida debemos pedir ayuda; nadie nos ha enseñado que sentir una falta de control a la hora de comer y un gran sentimiento de culpa es una situación que requiere ayuda psicológica. No, en vez de eso nos dijeron que debíamos ser fuertes e intentar superarlo por nosotros mismos, ignorando las señales, escondiéndolas y avergonzándonos de ellas. La vergüenza nos hace silenciar y ocultar. Cuando callamos tanto que rebosamos por dentro se crean muchos miedos.

Estos miedos se despiertan cuando comenzamos a trabajar para estar presentes en nuestros estados emocionales. Habituados a no mirar dentro de nosotros, a limitarnos a escuchar y automatizar los «me encuentro bien» o «me encuentro mal», en el momento en que de repente descubrimos una gran cantidad de opciones y de emociones que pueden dar respuesta a distintos cambios en nuestro estado de ánimo, se genera vértigo.

Es algo nuevo, desconocido, y solemos creer que aquello que sentimos nos desbordará. Y probablemente lo haga. Al comienzo es como abrir las compuertas de un río contenido durante años, las emociones pueden aflorar de forma más intensa y hacernos sentir una gran necesidad de contar, expresar aquello que pasa por nuestra cabeza. Calma, sucede como cuando sacamos toda la ropa del armario para poder ir guardándola de nuevo de una forma más ordenada. A veces, eso que sacamos podemos manejarlo, son emociones que conseguimos gestionar, y otras tantas veces precisamos ayuda extra para hacerlo, el acompañamiento de profesionales de la psicología para lograr adentrarnos en este proceso y sacarlo adelante.

Sería mucho más fácil si no perdiéramos este aprendizaje emocional y esta conexión con nosotros mismos y se reforzara durante la infancia a través de una educación emocional en las escuelas y en la familia. Hablar de nuestros estados más internos con naturalidad permite que los más pequeños incorporen las expresiones a su vocabulario y a su interacción social. ¿Cómo podemos trabajar para incluir un lenguaje emocional en nuestros discursos? En primer lugar, ¡busquemos el lenguaje emocional! Para ello podemos usar distintos libros sobre las emociones que son especialmente recomendables para los más pequeños, pero que incansablemente recomiendo también a los adultos; podemos hacer uso de tarjetas con caras que reflejen los estados emocionales básicos e introducir preguntas sencillas en la rutina diaria, en casa, que nos ayuden a ir asimilando estos conceptos. Por ejemplo, preguntemos «¿Cómo te encuentras hoy?» o «¿Qué sentiste cuando ocurrió...?», en vez de centrarnos simplemente en «¿Cómo ha ido el día?» o «¿Qué ha ocurrido hoy?». Si analizamos estas dos últimas preguntas, veremos que se orientan a la conducta de forma aislada, los acontecimientos sucedidos y nuestra respuesta conductual. ¿Significa esto que la conducta no es importante? Para nada, nuestras acciones influyen en nuestro estado emocional y viceversa, por ello, lo interesante es relacionar las respuestas conductuales y los estados emocionales, es decir, los acontecimientos y cómo hemos respondido emocionalmente antes, durante y después de que esos acontecimientos ocurrieran.

Por último, podemos hacernos esas mismas preguntas a nosotros mismos. Va bien escribir cada noche en un diario, como muchos hacíamos de pequeños, que nos ayude a reflexionar sobre el día pasado y a comprenderlo, y combinar la escritura con distintas preguntas acerca de nuestras emociones. Es muy útil contar con una guía para responderlas. A continuación adjunto la que elaboramos en el Centro Cristina Andrades la compañera Belén Pulido y yo.

¿QUÉ HAY EN MI MUNDO EMOCIONAL?

Listado de emociones elaborado por

Cristina Andrades y Belén Pulido

Aburrimiento	Dolor	Mala intención
Agobio	Empatía	Malhumor
Agradecimiento	Enfado	Melancolía
Alegría	Entusiasmo	Miedo
Alivio	Envidia	Molestia
Amor	Esperanza	Nervios
Angustia	Euforia	Nostalgia
Arrepentimiento	Excitación	Odio
Asco	Éxtasis	Orgullo
Cansancio	Frustración	Pánico
Cariño	Hostilidad	Pena
Celos	Humillación	Placer
Compasión	Impaciencia	Preocupación
Confianza	Impotencia	Rabia
Contento	Incomodidad	Rechazo
Culpabilidad	Indiferencia	Rencor
Curiosidad	Indignación	Satisfacción
Decepción	Inquietud	Seguridad de sí
Desconfianza	Insatisfacción	Soledad
Desconsuelo	Inseguridad	Sorpresa
Deseo	Interés	Timidez
Desesperación	Intriga	Tranquilidad
Desgana	Ira	Tristeza
Desprecio	Irritación	Valentía
		Vergüenza

> A veces es necesario escuchar lo de
> dentro para entender lo de fuera.

La relación con nosotros mismos y el desorden con la comida

Solemos hablar de ingesta emocional, del comer compulsivo y de cómo gestionar todos estos aspectos para disponer de una relación más saludable con la comida. En este libro quiero abordar una parte olvidada: la relación con nosotros mismos y su afectación en nuestra conducta alimentaria.

Es habitual que, en las personas que presentan un desorden alimentario, este se vea incrementado cuando la vida se desordena más aún.

Al fin y al cabo, y especialmente en el caso de la ingesta compulsiva, el comer es un reflejo del desajuste emocional. La vida se puede desordenar por factores externos, situaciones o circunstancias que nos afectan y dañan, asociaciones conductuales que refuerzan o no que repitamos las acciones, la relación con la familia, los vínculos de apego o traumas mayores. Nos desordenamos nosotros y, en consecuencia, nuestra alimentación.

Las emociones y sentimientos, cuando no disponemos de otros recursos, pueden desembocar en el uso exclusivo de la comida para la gestión de estas, a través de la compulsión en la ingesta o, en los casos más graves, a través de un trastorno de atracones, pero también simplemente con una desorganización y sensación de falta de control y desconexión en el momento de la comida. Cuando ocurre esto último, las dietas (entendiendo por dieta un plan estructurado, estricto e impuesto) no son una solución eficaz, puesto que solo es posible sobrellevarlas y mantenerlas en un entorno ordenado, y cuando se presenta un desajuste emocional recaemos en el comer compulsivo.

Las dietas entendidas de esta forma suponen un fuerte control externo, normalmente acompañado de la idea de que sin fuerza de voluntad o sin la suficiente autoestima no se logra superarlas. No solo nos cargan de una falsa responsabilidad y culpa —«No has conseguido cumplir el plan», «Si no has perdido peso es que no lo has hecho bien»—, sino que además nos despojan del aprendizaje de recursos que podamos aplicar a lo largo de nuestra vida. Pongamos un ejemplo: si te enseñan a leer una etiqueta, a interpretar el orden de los ingredientes y qué significa cada uno, probablemente podrás realizar compras sin la supervisión del profesional que te acompaña, e incluso pasarán los años y dispondrás de una herramienta para elegir productos o alimentos. A falta de dichos aprendizajes, lo que entendemos por dieta nos incapacita y nos invita a hacer visitas recurrentes a profesionales que nos pesen, habitualmente buscando que nos riñan para ponernos las pilas.

Además, si nuestra relación con la comida se encuentra vinculada al estado emocional, la dieta y la estructuración de la alimentación será una tirita, un remedio inútil, cuando lo que necesitamos es centrarnos en lo que de verdad requiere atención: nuestro estado emocional.

Imaginemos por un momento a un chico joven, al que llamaremos Pablo, que presenta obesidad y que en la infancia se vio afectado por los comentarios y burlas de sus compañeros. Siempre ha vivido con la idea de que por su peso no puede realizar determinadas cosas, lo cual afecta a su autoestima (su opinión y juicio sobre sí mismo), y de que debe disponer de mayor fuerza de voluntad para lograr con dieta adelgazar los kilos necesarios para sentirse mejor y más capaz. A veces realiza ingestas compulsivas y desconecta mientras come. Cuando comienza las dietas y va obteniendo resultados, los demás lo refuerzan por ello, pero pasados unos meses se le hace imposible combinar su vida social con las pautas establecidas. Un sábado por la noche comió más de lo indicado y se sintió tan mal y fracasado que solo quería continuar comiendo. Al día siguiente intentó restringir la ingesta de alimentos de forma más estricta como compensación, pero «fracasó», y solo lograba olvidarse de lo ocurrido comiendo más todavía, aunque esto viniera acompañado de un gran sentimiento de culpa. Nunca volvió a la consulta de la dietista, pues se avergonzaba y criticaba por no ser capaz de seguir las pautas que le había establecido.

Si analizamos este ejemplo, nos damos cuenta de que Pablo había recibido sobre su cuerpo toda la fuerza del estigma de la obesidad, había interiorizado los sentimientos de incapacidad, y estos se sumaban a sus propias inseguridades. Para prevenir que suceda esto, en el momento en el que comenzó el proceso dietético alguien debió explicarle los factores que influyen en su situación, atender a los sentimientos que tuvo al hacer otras dietas y responder a todas las dudas y mitos que estas generaron. De haber sido así, Pablo habría comenzado también un tratamiento psicológico que le habría permitido mejorar su relación con la comida sin alejarse de su autocuidado y acercándose a la verdadera comprensión de lo que ocurre y a una sincronización mayor con sus necesidades y la flexibilidad.

La autoestima y los procesos dietéticos están tan unidos que solemos pensar que se relacionan de una forma directa y sencilla: «La persona que está gorda no tiene buena autoestima». Esta idea, que puede parecer exagerada en una primera lectura, la encontramos, como creencia errónea, más de lo que nos gustaría en el día a día. Al igual que la creencia errónea de que las personas con una alta autoestima son aquellas que se quieren y emiten juicios positivos de todo su ser, existe el estigma de que la persona que presenta obesidad no se quiere, no se cuida, come mal y por supuesto tiene una baja autoestima. Esto no es más que fruto de la gordofobia presente en nuestra sociedad. Es cierto que muchos estudios relacionan los patrones alterados de autoestima, autoconcepto y aceptación con las personas que presentan obesidad, pero no podemos concluir una relación directa entre dichas variables. Una persona con obesidad se encuentra frecuentemente expuesta al estigma que pesa sobre este tipo de composición corporal, y este estigma influye en lo que se espera de nosotros, en cómo la sociedad se relaciona con nosotros e incluso en las oportunidades que se nos ofrecen. Como hemos ido viendo a lo largo de los capítulos anteriores, todo lo que nos rodea afecta a lo que pensamos sobre nosotros mismos, y de esta forma el estigma daña nuestra autoestima. No es la composición física la que provoca este efecto, sino las circunstancias que se atribuyen a dicha composición.

Por otro lado, algunos estudios nos indican que la autoestima dañada está conectada con unos problemas alimentarios más graves,[20] una mayor preocupación por el peso y la figura y las dificultades en el control emocional;[21, 22]

20. M. A. Moreno González y G. R. Ortiz Viveros, «Trastorno alimentario y su relación con la imagen corporal y la autoestima en adolescentes», *Terapia Psicológica*, vol. 27, n.º 2 (2009), pp. 181-190.
21. R. Asuero Fernández, M. L. Avargues Navarro, B. Martín Monzón y M. Borda Mas, «Preocupación por la apariencia física y alteraciones emocionales en mujeres con trastornos alimentarios con autoestima baja», *Escritos de Psicología*, vol. 5, n.º 2 (mayo-agosto, 2012), pp. 39-45.
22. M. P. Matud, «Impacto de la violencia doméstica en la salud de la mujer maltratada», *Psicothema*, vol. 16, n.º 3 (2004), pp. 397-401.

por ese motivo, es prioritario incorporar el trabajo psicológico y la prevención en todos estos aspectos.

Un concepto más que es fundamental tener en cuenta es el de «aceptación». La diferencia entre la compasión y aceptación y la autoestima cobra especial interés. Se suele pensar que para presentar una buena y sana autoestima respecto a nosotros mismos, nuestro cuerpo y nuestra relación con los alimentos debemos ser capaces de gustarnos de forma completa y aceptarnos tal y como somos, de ver bonito lo que hemos odiado durante años. ¿Te parece complicado? Lo es, tanto que suele representar el comienzo de una relación de exigencias, frustración y gran sufrimiento, que podría expresarse con las frases siguientes: «No me quiero lo suficiente», «¿Por qué no soy capaz de verme bonita?». Comenzar nuestro trabajo desde la llamada «aceptación radical» entendiendo las funciones de nuestro cuerpo y comprendiendo lo que nos ocurre sería el camino más saludable. Esta vía se aleja de la idea de que debe gustarnos todo de nosotros. Se trata de un enfoque más amplio y menos cargado de juicio, que permite observar nuestro cuerpo, aquello que nos gusta más o aquello con lo que no nos sentimos tan cómodas. Poco a poco iremos construyendo unas opiniones más objetivas, menos enjuiciadoras y una autoestima más sana. Por ejemplo, ¿alguna vez te paras a pensar en todas las funciones que realiza tu cuerpo cada día? Estas piernas que criticas por anchas te permiten caminar y desplazarte a diario para realizar lo que te gusta; o quizá la tripa a la que tanto odias es imprescindible para alimentarte y nutrirte de forma completa. Nos centramos tanto en la apariencia que olvidamos una parte muy importante del cuerpo: sus funciones. Reconocerlas y agradecer que podemos hacerlas es una parte del trabajo con la imagen corporal que se realiza en una intervención psicológica.

> «Autoaceptación» quiere decir que la persona se acepta a sí misma plenamente y sin condiciones, tanto si se comporta como si no se comporta inteligente, correcta o competentemente, y tanto si los demás le conceden como si no le conceden su aprobación, su respeto y su amor.
>
> ALBERT ELLIS

La idea de la aceptación la podemos extrapolar a nuestra relación con la comida y lo que cabe esperar de ella. Como señalaba al comienzo, solemos pensar que comer es algo sencillo de controlar, que quien no pierde peso es porque no quiere y que la fuerza de voluntad es el arma mágica que nos evitará caer en las llamadas «tentaciones», pero estamos equivocados. Las tentaciones existen y caeremos en ellas, todos. La fuerza de voluntad tiene fecha de caducidad.

No es saludable evitar cada una de las cosas que nos gustan, no nos hace más débiles comer algo que no estaba planeado. Somos seres humanos en constante conexión con nosotros y el entorno, somos una serie de variables interrelacionadas, y nuestra conducta alimentaria adquiere una potencial función reforzante y calmante en numerosas ocasiones. Más allá de nuestra gestión emocional (de la que hablaremos más adelante) y de la autoestima, son muchas las veces que reflejamos en la comida las dificultades que tenemos en la relación con nosotros mismos. Por ejemplo, a través del intento de control. Recuerdo a una persona que un día comentaba: «Es como si me revelara contra mí, son tantas las veces que me he prohibido cada bocado que una parte de mí, cuando no logra controlar algo, se descarga comiendo todo aquello que le da la gana, como si de esa forma asumiera el control».

Las historias dietéticas de las que hablaremos más adelante, el descontrol debido al ritmo de vida actual, que nos hace caminar de forma automática, o las relaciones de dependencia son algunos de los muchos ejemplos que podríamos dar de desconexión con nosotros mismos. Dicho de otro modo, somos incapaces de tomar nuestras propias decisiones excepto en una cosa: lo que ingerimos. «Aquí decido yo.» No es sencillo llegar a reconocer que lo que creemos descontrol esconde un intento de control, y aún resulta más complicado tolerar y comprender que no es algo que se realice de forma intencionada. No queremos dañarnos, sino que respondemos ante la necesidad de sentir que podemos decidir y controlar algún aspecto de nuestra vida.

Cuando buscamos control y protección a veces usamos la ingesta compulsiva para esconder nuestro cuerpo. «Y así creo que nadie me mira»; con esta frase terminaba su discurso una persona que sentía que no era válida para comenzar ninguna relación. ¿Cuál era su modo de protegerse? «Comer para engordar» y pensar que con ello perdía el atractivo y la belleza (a veces el estigma se esconde donde menos lo esperamos). Se sentía tan pequeña, con tanta necesidad de esconderse que creía que esa era la manera de pasar desapercibida ante aquello que le generaba tanto miedo.

Como vemos, en este ejemplo la cantidad de comida que se ingiere es lo de menos, y cobra especial importancia la relación de la persona con ella misma, su capacidad para enfrentarse a las dificultades y sentirse suficientemente buena.

No creernos lo bastante buenos, no sentirnos merecedores de aquello positivo que nos puede ocurrir y querer dañarnos también se relaciona con un patrón desorganizado de la ingesta. «Me odio, y cuando como siento que tengo lo que me merezco.» De nuevo, el estigma cobra protagonismo: «Si como, engordo; si engordo, soy una fracasada», cuando realmente el sentimiento de fracaso es justo lo que da comienzo a esta cadena. Fracaso, rechazo, odio, frustración con nosotros mismos y el sentimiento de no ser merecedores de una relación más sana; esta es una de las formas de caer en el descontrol, en la búsqueda de la sensación desagradable de saciedad e incluso en el hecho de hacernos daño a través de la ingesta compulsiva. Sin embargo, esta ingesta suele venir acompañada de más rechazo, más odio y más críticas por no ser capaces de gestionarnos.

Son pequeñas cadenas que comienzan lejos, muy lejos

de la comida y que desembocan en el descontrol en la ingesta acompañado de sentimientos de culpa y arrepentimiento que de nuevo nos colocan en la crítica patológica y el rechazo de nuestra persona. La manera de reconducir este camino es, en primer lugar, tener presentes los conceptos que hemos ido analizando a lo largo de los capítulos vistos hasta ahora, procurarse una psicoeducación correcta sobre lo que realmente es una relación sana con nosotros mismos, no basada en exigencias y en juicios críticos sino en la flexibilidad y el permiso para el fracaso. En segundo lugar, comprender nuestra situación, entender que la ingesta descontrolada responde en la mayoría de los casos a una necesidad mayor: algo está pasando y la mente y el cuerpo están comiendo de esa forma como vía de escape o respuesta a un sufrimiento. Y en tercer lugar, buscar ayuda si es preciso. La necesidad de ayuda no es sinónimo de debilidad sino de autocuidado como una forma de prevenir dificultades mayores.

> Cuando la vida se desordena,
> la comida se desordena.

4

MI PEPITO GRILLO INTERIOR

Pensamiento crítico. Nuestro «juez interno»

¿Cuántas veces nos sorprendemos a nosotros mismos con una oleada de pensamientos que ponen en duda nuestras acciones o decisiones? Como si tuviéramos un Pepito Grillo, una voz crítica nos acompaña a lo largo de nuestros días. Una voz que nos dice que lo que nos proponemos puede salir mal, que no estamos preparados, que no hemos hecho lo suficiente.

Son numerosas las ocasiones en las que nos centramos en silenciar esta voz que nos paraliza y nos hace reflexionar (a veces con demasiada intensidad). Sin embargo, en la mayoría de los casos, este intento de apagar y olvidar los pensamientos más que ayudarnos nos atormenta. Imagina que dudas entre dos opciones, una de las cuales resulta más arriesgada que la otra; casi estás decidida por la primera, pero una parte de ti se pregunta: «¿Y si sale mal?». No sabes si has calculado bien todos los riesgos, te preocupas por lo que pensarán los demás. Comienzas a angustiarte por el pensamiento recurrente que cuestiona tu decisión y tratas, sin éxito, de frenarlo: «No quiero pensar más, no entiendo por qué no puedo parar. Debería dejar de pensar y tomar una decisión». Así acabas creando un círculo vicioso de malestar y preocupaciones del cual puede resultar complicado escapar.

Por ese motivo, el primer error que vamos a analizar en este capítulo es el de querer frenar los pensamientos y paralizarlos para siempre. Dedicamos mucho esfuerzo a querer pensar de una manera más positiva, pero partiendo de la crítica: «Tengo que dejar de pensar», sin comprender el motivo por el que aparece este pensamiento y sin prestar atención a nuestra forma de funcionar. Nos han hecho creer que «pensar en positivo» transformará nuestro diálogo interno; ojalá resultara tan sencillo. Ninguno de nosotros convive voluntariamente con los discursos de este tipo en su día a día; es necesario trabajar en el ámbito cognitivo, emocional y conductual para lograr un bienestar psicológico.

¿Significa esto que debemos aceptar y vivir con tanto ruido en la cabeza? No, pero sí que estaría bien invertir nuestra energía en algo más eficaz que alimentar la crítica a través de agotadores intentos de olvidar o hacer desaparecer el ruido mental constante a modo de pensamientos. Uno de los primeros pasos hacia una manera más saludable de hacer frente a los pensamientos críticos es reconocer su presencia. Están con nosotros, forman parte de nosotros, y resultaría beneficioso que, en vez de obligarnos a frenar algo que puede resultar imposible de frenar, nos preguntáramos: «¿Y si veo qué puedo hacer para sentirme más seguro? ¿Hasta qué punto son reales mis dudas? ¿Puedo trabajar mi pensamiento anticipatorio?».

Comencemos por el principio. ¿Por qué disponemos casi todos nosotros de un pensamiento tan duro y crítico? Lo cierto es que, sin darnos apenas cuenta, en nuestro discurso interno diariamente nos dirigimos a nosotros mismos con un lenguaje directivo, lleno de mandatos, de pautas que debemos cumplir. Se trata de un lenguaje que si lo usara con nosotros otra persona, probablemente nos alarmaríamos. Es sencillo encontrar expresiones habituales en este lenguaje que enjaulan una gran cantidad de exigencias, como «debería» o «tendría que».

Estas expresiones están basadas en la idea irreal de que somos capaces de actuar como robots, cumpliendo órdenes sin influencias externas. Creemos que mediante la exigencia y la riña lograremos un cambio en nosotros, pero como estamos viendo a lo largo del libro, comprender nuestra conducta, entender nuestras acciones, funcionamiento y emociones es un camino más saludable psicológicamente. Por tanto, comenzaremos por explicar qué función tienen este tipo de pensamientos y las exigencias y el motivo por el que se han convertido en la forma de funcionar para muchos de nosotros.

Es habitual optar por un discurso de esta clase en las situaciones que nos frustran o cuando no logramos lo que pretendíamos. Es más, podríamos decir que no supone un problema que en algún momento nos descubramos albergando estos pensamientos; pero sí se convierten en una dificultad para nuestro día a día cuando nos acompañan en demasiadas ocasiones y afectan a nuestra autoestima y nuestra capacidad de acción y actuación.

No todos los pensamientos más críticos resultan patológicos. La crítica saludable y constructiva forma parte de los recursos que llevamos en nuestra maleta, es una crítica que nos permite avanzar, crecer y desarrollarnos, que se nutre del deseo de mejorar. Sin embargo, este tipo de pensamientos pueden resultar menos funcionales cuando están presentes constantemente y de forma muy intensa, pues aumentan la inseguridad y nos empujan con fuerza a opinar sobre todo lo que nos ocurre a través de un filtro de negatividad que nos lleva a ignorar o quitar valor a aquello positivo que podríamos destacar. Es como si tras realizar cualquier cosa nos invadiera una niebla de dudas que nos aturde y deja nuestras habilidades y recursos afectados, de tal modo que no podemos poner en marcha aquello que podríamos usar si dispusiéramos de mayor claridad.

Es importante tener presente algo que nos puede ayudar cuando aparecen estos pensamientos, que es ser conscientes de lo que son, de que forman parte de esa niebla y de que no son un fiel reflejo de nuestra realidad, aunque nos parezca que sí. Una vez que hemos dado estos pasitos, podemos invertir nuestra energía en promover la claridad entre tanta niebla; por ejemplo, si comienza en ti un discurso crítico —«Todo me sale mal», «Debo lograr hacerlo bien, no puedo fallar», «¿Estoy segura de que quiero hacer esto?»—, puedes usar lo que llamaremos «medidor de realidad», y que consiste en preguntarte qué parte de realidad contiene este pensamiento. Es probable que muchas de las cosas que piensas contengan un porcentaje muy bajo de realidad. En ese caso, ¿cómo puedes transformarlas?

Pensamiento basado en exigencia:
- Debo lograr hacerlo bien, no puedo fallar.

Pensamiento al que hemos dado un giro:
- Puedo fallar, soy un ser humano que puede cometer errores.
- Si cometo algún error, trabajaré para intentar encontrar una solución.
- Voy a intentar hacerlo lo mejor posible.
- Lo he hecho lo suficientemente bien.

Con estas nuevas «realidades» creamos una forma distinta de adaptar nuestro pensamiento:
- Me gustaría hacerlo lo mejor posible y voy a intentar no cometer ningún error. Si cometo algún error trabajaré para solucionarlo si es posible.

Este pensamiento nos proporciona más flexibilidad y nos resta presión y exigencias, justo lo que nos hace falta para disipar la niebla y disponer de mayor visibilidad para usar nuestras herramientas y recursos. Al fin y al cabo, nuestra crítica más sana e incluso la que nos parece más dañina cumplen una función: intentar que mejoremos. Sin embargo, ¿a qué volumen resuenan los pensamientos? ¿Cómo son de intensos para nosotros?

¿Siempre funcionan estos primeros pasitos? Puede ser que no. Algunas de las veces que este tipo de pensamientos aparecen en la vida de las personas, estos han sido formados y creados a partir de otra sintomatología psicológica que requiere una intervención terapéutica. Su aparición puede estar fuertemente ligada a la historia vital, los primeros aprendizajes en la infancia, etcétera. Los pasitos que explico aquí son solo un pequeño comienzo, pero no dudes en buscar ayuda si notas que este tipo de pensamientos ocupan más lugar del que puedes soportar o tolerar.

¿Y si, aunque logremos transformarlos, aparecen de nuevo? Podríamos quitar el «Y si» de esta frase, ya que la realidad es que suelen reaparecer, puesto que respondemos de forma automática en situaciones de estrés, tensión o inseguridad. Si nos invaden de nuevo, los reconocemos (te animo a anotarlos en algún lugar para que puedas revisarlos posteriormente) y aceptamos que nos encontramos en una situación estresante y nuestros pensamientos han respondido como solían y como creen que nos protegen: con precaución, crítica y castigo. Los acogemos intentando que no logren hacerse con todo el protagonismo y esperamos un momento de mayor calma para valorar otras opciones o pensamientos que hubieran servido de ayuda en su lugar.

Más allá de estas situaciones concretas, en nuestro día a día también podemos tratar de incorporar un lenguaje que reduzca la acción de nuestro intenso juez interno y nos invite a elegir entre distintas posibilidades saliendo del control y las exigencias.

Te propongo que incorpores las siguientes expresiones:
- Estaría bien...
- Me gustaría...
- Podría...
- Quizá...
- Decido...
- Elijo...

Y te sugiero que reduzcas estas otras:
- Debería...
- Tengo que...
- Es necesario...

Y recuerda no desesperar si el proceso se hace lento o complicado. Al comienzo, acostumbrarse a emplear este tipo de frases necesita toda nuestra atención, y se precisa mucha práctica y habituarse a manejarlas para que lleguen a convertirse en nuestra primera respuesta.

No lo hacemos para hacernos daño, sino que una parte de nosotros considera que esa es la forma correcta de actuar, una forma que probablemente haya aprendido y adquirido a lo largo de los años a través de las influencias sociales, familiares y personales.

Te recomiendo reflexionar sobre esa parte de ti que cree protegerte y ayudarte a ser mejor persona mediante el juicio constante y la crítica recurrente. ¿Y si te comunicaras con tu juez interno y le indicaras que no pasa nada, que entiendes su función pero que existen otras maneras de ayudarte?

Te invito a reflexionar sobre ello.

> **La búsqueda de lo ideal**
> **me aleja de lo real.**

Autoverbalizaciones e inseguridad

¿De qué forma puede dañarnos estar constantemente rumiando en este juicio crítico y con connotaciones negativas? Como ya hemos señalado, sobre todo mermando nuestro sentimiento de capacidad y la seguridad en nosotros mismos. Las críticas y juicios continuados sobre nuestras acciones y comportamientos se interiorizan de tal forma que pueden llegar a convertirse en verbalizaciones y afirmaciones sobre nosotros.

Pondré un ejemplo para que resulte más sencillo de entender. Imagina que cada vez que conduzco me repito a mí misma: «No soy capaz de conducir bien, podría cambiar mejor de marchas. Seguro que María, que se sacó el carnet conmigo, sabe hacerlo mejor». Con el tiempo, estas frases las convertiré en afirmaciones sobre mi forma de conducir: «No sé conducir», «Se me da mal conducir»... Si fuera cierto, estaría ante un reconocimiento sano de mis limitaciones y podría accionar mecanismos para aprender y mejorar mi conducción. Sin embargo, si someto el juicio crítico sobre mi conducción al medidor de realidad, se alejará de lo observable y se acercará mucho más al criterio subjetivo, con lo que mis opiniones sobre mi conducción son irracionales y las verbalizaciones creadas a través de ellas también. Así, estas generan en mí limitaciones innecesarias e incrementan mi inseguridad.

Generalmente, no usamos este tipo de verbalizaciones en situaciones específicas, sino que las incorporamos a nuestro día a día de forma natural. Es algo tan común que ni siquiera lo advertimos. Veamos algunas de ellas y si te parecen habituales.

- No soy lo suficientemente buena.
- No valgo para nada.
- Seguro que me saldrá mal.

Son frases tan cotidianas que nos sorprendería conocer el valor que pueden tener en nuestro interior y nuestro desarrollo, en nuestra seguridad para crecer y progresar. Es como si fuéramos nuestros peores enemigos y jueces y nos hiciéramos el camino más complicado de lo que ya es. Y no procedemos así a posta, como vimos, nadie desea recibir este tipo de mensajes cada día. Lo que ocurre es que hemos sido motivados socialmente para ser los mejores en todo, y en numerosas ocasiones considerando que la crítica y las exigencias son la vía correcta para lo-

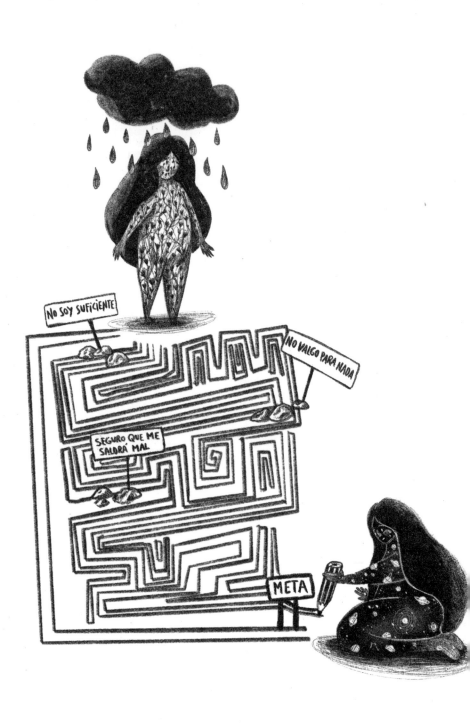

grarlo. Esta forma de actuar, unida a historias de vida específicas, puede afectar a nuestra autoestima (y al juicio sobre nosotros mismos), provocando que nos inunden las autoverbalizaciones de las que hemos hablado más arriba.

¿Cuántos anuncios recuerdas que publiciten algo para ser mejor persona? ¿Cuántas veces se ha fomentado la competitividad en clase como forma de motivación? ¿Cuántas herramientas web se han creado para que nuestras fotografías sean las más bonitas? Por tanto, nuestra forma de comunicarnos con nosotros mismos es consecuencia de tantas variables que enfadarnos por tener estos pensamientos tan críticos resultaría aún más injusto que los propios pensamientos en sí.

La buena noticia es que podemos trabajar para cultivar nuestro diálogo interno, cuidarlo de la misma manera en que cuidamos otros aspectos de nuestra vida. ¿Qué ocurre en nosotros cuando sentimos que no somos lo bastante válidos? ¿Qué necesitamos para creer en nuestras capacidades? En primer lugar, honestidad. De la misma forma que cuando hablaba del significado de la autoestima explicaba que nuestras limitaciones forman parte de esta al ser un juicio sobre nosotros, a la hora de cultivar nuestro diálogo interno, la honestidad también debe ser uno de los ingredientes principales. Quizá no me siento capaz de aprobar el examen de conducir porque he suspendido las dos veces anteriores, no puedo negar la realidad de lo que ha ocurrido en el pasado (y de nada me servirá repetirme a mí misma «Soy capaz»), pero he estudiado con más atención y orden esta vez. Teniendo en cuenta estos factores, puedo cambiar el «No soy lo suficientemente buena» por un diálogo más honesto y racional: «He suspendido dos veces, he analizado lo ocurrido y me he dado cuenta de que mi forma de estudiar no fue la adecuada, o quizá lo fue, pero me puse nerviosa y no hice bien el examen. Sin embargo, esta vez dispongo de una nueva oportunidad con la experiencia anterior y tengo la posibilidad de aprobar».

Para lograr esta honestidad, necesitamos prestar atención a nuestro discurso interno día a día y relacionarlo con las distintas situaciones para así poder establecer asociaciones. Es buena idea tener una pequeña libreta siempre a mano donde anotar las distintas situaciones, emociones y pensamientos. Sería ideal registrarlos en el momento en el que aparecen, sin embargo, lo importante es poder pararnos y reflexionar sobre las conductas y las circunstancias que las rodearon, así como los pensamientos y emociones que las acompañaron.

Lo siguiente que podemos hacer es pasar a la acción: ayudarnos y facilitarnos el discurso, con las autoverbalizaciones más realistas y amables con nosotros mismos. Por ejemplo, podemos escribir en una pequeña tarjeta la frase que hemos preparado y llevarla encima el día del examen de conducir para leerla antes de entrar.

Quizá nos parezca un ejercicio demasiado sencillo, pero necesitamos ayuda externa para no dejarnos llevar por los automatismos y romper los ciclos de asociaciones. Esta ayuda externa podemos retirarla poco a poco, es lo que llamamos «andamiaje».

¿Significa esto que la positividad debe inundar nuestras vidas? Siempre he pensado que nos hace mucho daño el mundo de los «mensajes positivos», creer que la vida debe ser estar siempre felices, sentirnos constantemente bien y alejarnos de cualquier sufrimiento. Plantearse un objetivo como este no es sano ni realista; incluso me atrevo a decir que lejos de resultar positivos, este tipo de mensajes favorece que nos exijamos más y nos instalemos en una insuficiencia permanente.

«Puedes lograr todo aquello que te propongas.» Todos hemos leído mensajes como este tantas veces que es imposible contarlas con los dedos de las manos. ¡Nos faltarían dedos! No niego que en algunas ocasiones resulte efectivo disponer de autoverbalizaciones positivas, siempre que se acompañen de honestidad, flexibilidad y acción.

En la mayoría de los casos podemos recurrir a prácticas sencillas, decidir qué queremos pensar de nosotros mismos, qué tipo de frases deseamos dedicarnos cada día y cómo nos gustaría tratarnos. Sin embargo, a veces las personas se encuentran en un momento oscuro y difícil, en el que darse un trato positivo y respetuoso se vuelve muy complicado. Es en estas situaciones cuando resulta imprescindible buscar a un profesional que nos acompañe en el camino y nos guíe en este proceso. Los pasitos de los que hablamos aquí son solo pequeños granos de arena en la inmensidad de los procedimientos que se realizan en un tratamiento psicológico.

Buscar ayuda profesional no nos hace más débiles, nos hace más fuertes y nos prepara para cuidar de nosotros. Siempre me agrada felicitar a las personas que llegan a mi consulta por haber dado el primer paso para cuidar de ellas mismas. Y es así: creemos que debemos ser tan felices que reconocer que no lo somos nos avergüenza, pero yo pregunto: ¿a quién defraudamos? ¿Acaso no queremos nosotros encontrarnos bien? ¿Defraudamos a la sociedad por ser humanos? ¿Defraudamos a algún familiar que nos repetía constantemente que no debíamos llorar? Ahora ya sabemos que nada ni nadie que nos exija no sentir, no emocionarnos y no fracasar está siendo justo con nosotros.

Parta terminar vamos a explicar en qué consiste «darnos permiso y permitirnos». Parte de las verbalizaciones en positivo, del hecho de permitirnos ser honestos y flexibles, debe pasar por darnos permiso para emocionarnos y fallar. Para ello te animo a realizar una actividad y tenerla presente en tu día a día como uno de los primeros pasitos para comenzar a explorar y flexibilizar el juicio interno y las verbalizaciones. ¿A qué dirías que tienes derecho? ¿Qué te gustaría permitirte?

> **Tolerarme con la misma paciencia y respeto con que tolero a los demás.**

¿Cómo valoro mi alimentación?

¿Se relaciona lo que estamos viendo con nuestra alimentación? ¡Claro! Especialmente si hemos seguido muchas dietas, estamos expuestos en mayor medida a emitir este tipo de juicios críticos en relación con nuestro cuerpo y los alimentos que ingerimos. El motivo es que muchos procesos dietéticos nos someten a exámenes desde el exterior, pruebas que evalúan los avances con un criterio similar al pensamiento crítico que hemos revisado.

Habitualmente, detrás de un historial dietético largo (es decir, cuando hemos hecho muchas dietas a lo largo de nuestra vida) aparecen un deseo de cambio y un malestar sobre la relación con la comida o con el estado del cuerpo. Es decir, no nos encontramos bien ni física ni psicológicamente y buscamos la solución en una dieta milagrosa que cambie nuestro cuerpo y nos haga sentir cómodos y seguros, una dieta que controle lo que comemos e impida que nos demos atracones o hagamos ingestas compulsivas. Es como si pensáramos: «Yo no soy capaz y vengo a este lugar para que hagan por mí lo que yo no puedo hacer, y me riñan si no lo logro», como si buscáramos un profesional que nos dedicara el pensamiento crítico y exigente correspondiente, volviendo a caer en la creencia de que la riña es lo único que nos proporciona la oportunidad de cambiar.

Comenzaremos por *la alimentación*. En el pasado, por lo general, los procesos dietéticos más conocidos empleaban el control externo como herramienta básica de trabajo. ¿Qué quiero decir con «control externo»? Lo recordaremos: «control externo» significa que sea otra persona quien decida lo que comemos, que no se expliquen las prescripciones, que se controlen los avances mediante el uso de la báscula o con preguntas directivas. Es decir, preguntas que nos piden respuestas de «sí» o «no» y nos aconsejan cómo debemos actuar sin ofrecernos la oportunidad de reflexionar sobre nuestras propias necesidades. Este control externo se relaciona con más periodos de subidas y bajadas y con una menor estabilidad en el cambio de hábitos.[23]

Cuando una persona se somete a un tratamiento dietético y no ha logrado cumplir los objetivos semanales propuestos, suele dar una de las dos respuestas siguientes, en las cuales vemos que la valoración o juicio que emite esta persona sobre su alimentación está alterada:

- Mentir al profesional, acompañando el discurso de sentimientos de culpabilidad y malestar: «No lo he hecho bien, no soy capaz de seguir las recomenda-

23. G. Herrero y C. Andrades, *Psiconutrición. Aprende a tener una relación saludable con la comida*, Córdoba, Arcopress, 2019.

ciones, soy un desastre». ¿Te suena? En este caso, no debemos tener en cuenta de forma exclusiva el daño que nos pueden ocasionar estas verbalizaciones cargadas de culpa, sino que, además, si el tratamiento dietético no nos otorga las herramientas necesarias, estamos especialmente expuestos a que las verbalizaciones exigentes y críticas se conviertan en algo habitual para nosotros, ya que realmente carecemos de recursos para la gestión interna. No disponemos de otra manera de manejarnos que no sea la riña y el control por parte del profesional correspondiente (o del familiar que nos vigila, o de nosotros mismos), y caemos en el bucle de «dieta + fracaso y malestar + nueva dieta para perder lo engordado + nuevo fracaso y malestar».

- Justificarse ante el profesional: «Lo siento, me he equivocado, no sé qué me ha pasado... No volverá a ocurrir». Si damos esta respuesta, cuando salimos de la consulta y volvemos a casa es cuando nos invaden los pensamientos negativos de fracaso y decepción, y entonces sí que sentimos, lógicamente, que decepcionamos al profesional que nos atiende. ¡No hemos sido capaces de cumplir sus normas!

No es que lo estemos haciendo mal, sino que lo hacemos de la forma que creíamos adecuada. Pero no nos merecemos recibir un castigo por comer cuando llegamos muy mal del trabajo. Bastante es llegar mal del trabajo, comer sin control y estar apesadumbrados por ello, como para además sentirnos mal por fallar ante un supuesto control y falta de fuerza de voluntad. La relación con la comida es mucho más compleja de lo que pensamos, así que te invito a abrir la mente, la vista y los brazos para recibir las emociones que puedan llegar e iniciar el recorrido con una flexibilidad que te permita dedicar tu energía a nutrir la verdadera necesidad, que por lo general no es hambre fisiológica.

Cada vez más a menudo, por fortuna, los tratamientos dietéticos y nutricionales están siendo modificados por otro tipo de protocolos que empoderen a la persona y fomenten su gestión interna, permitiendo un análisis y comprensión de los motivos y variables que se encuentren en el camino. Los profesionales están formados y preparados para atender a la persona que acude a la consulta alejándose de un tratamiento que pueda dañarla psicológicamente y acercándose a unas relaciones más empáticas y respetuosas.

Precaución. A la hora de decidir modificar nuestros hábitos debemos ser cautos. Siempre que se promueve un cambio, la primera fase suele ser la evaluación, sea con el acompañamiento de un profesional, sea a través de pequeñas modificaciones impulsadas por nosotros mismos. Evaluamos nuestra alimentación y relación con la comida mediante dos vías: de forma inconsciente o intencionada (si estamos en un tratamiento). Al pensar en evaluar, acostumbramos comenzar con este tipo de preguntas:

- ¿Consumo suficiente fruta y verdura?
- ¿Consumo lo necesario para mi rutina diaria o resulta demasiada cantidad?
- ¿Hago buenas elecciones?

Por lo general, no nos paramos a pensar en la parte emocional implicada en nuestra conducta alimentaria y que podría explicar mejor nuestras decisiones a la hora de consumir determinados productos que simplemente anotar las ingestas. Pongamos un ejemplo: «Quizá no consumo bastante fruta y verdura; puedo pensar que el cambio realizado aún no es suficiente, que me queda mucho camino por delante, o plantearme lo siguiente: "Pero he incorporado la fruta y la verdura en mi rutina, cosa que hace unos meses era inimaginable, y puedo continuar incorporándolas cada vez más"». Otro ejemplo: «Probablemente en determinadas ocasiones como más de lo que sería adecuado para mí». Si nos quedamos con esta frase nos centraremos en reducir el tamaño de las porciones sin preguntarnos qué puede estar ocurriendo. Veamos una forma diferente de analizarlo: «La comida es uno de mis recursos cuando me encuentro mal y necesito trabajar mis recursos emocionales antes de plantearme simplemente reducir las cantidades. Prestaré atención a mis emociones en los momentos de sobreingesta y al contexto en que ocurren».

Por tanto, te aconsejo que, si deseas evaluar tu alimentación, tengas en cuenta una mayor cantidad de variables:

- ¿Cómo respondo emocionalmente a la comida?
- ¿Soy capaz de distinguir mis sensaciones de hambre y saciedad? ¿Escucho mis necesidades?
- ¿Qué tipo de hambre se despierta en mí?

Sin embargo, para poder contestar estas preguntas es preciso que estemos abiertos y dispuestos a comprender los distintos factores y motivos que se relacionan con la ingesta. Tenemos que desechar algunas ideas que contribuyen a crear verbalizaciones como «No soy capaz de parar de comer», «No tengo remedio, soy un glotón», «No tengo fuerza de voluntad». Identificar y comprender los distintos vínculos y variables que influyen en nuestra forma de comer nos permitirá indagar cuáles son los motivos de que nuestra relación con la comida esté alterada y tomar consciencia de que estas verbalizaciones son irreales, sentenciadoras e injustas.

Para terminar, tengamos presente que los kilos de más o de menos no determinan ni justifican nuestra forma de alimentarnos ni nuestro sufrimiento. La valoración de nuestra alimentación se guía siempre por las mismas directrices, sean los que sean los kilos que nos acompañan. No por tener obesidad debo ser capaz de controlarme más; mis capacidades para disponer de más o menos fuerza de voluntad no vienen determinadas por mi peso. Pesemos lo que pesemos, podemos presentar una vinculación emocional con la comida; los atracones no pierden importancia si la persona que los sufre se encuentra en el peso llamado «saludable», pues probablemente seguirán teniendo efectos negativos en ella y transmitiéndole sentimiento de culpabilidad.

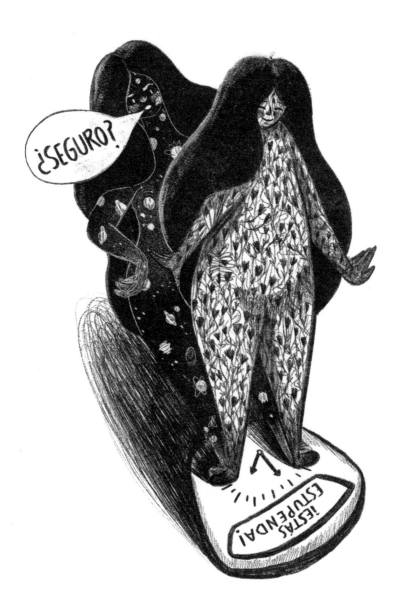

Sin embargo, y desgraciadamente, continuamos juzgando y valorando de forma más negativa ciertas conductas alimentarias si las presenta una persona que padece obesidad. ¿Qué fomentamos? El estigma. ¿Y qué efecto tiene el estigma? Hacernos creer que nuestra condición física viene determinada por ciertas características psicológicas, y en muchas ocasiones provoca que nos agarremos bien fuerte a esta idea creando autoverbalizaciones dañinas que nos mantienen estáticos y convencidos de que carecemos de recursos: «Yo ya no tengo remedio», «Yo soy de mucho comer», «Al final la gente lleva razón y soy un vago». Por suerte, estas ideas se van desterrando. El concepto de «salud» prescinde del peso como único valor que hay que tener en cuenta y el estigma se va rompiendo, con esfuerzo, poco a poco.

> ¿Prohibir o permitir?
> ¿No es mejor poder elegir?

5

COMPRENDER Y ACEPTAR MI MUNDO EMOCIONAL

Las emociones

En todos los capítulos anteriores hemos hablado de las emociones y de cómo nos cerramos a ellas, con lo cual nos perdemos la mayor virtud del ser humano: emocionarnos y sentir. Nos hemos acercado sutilmente a la importancia de las emociones en los distintos aspectos que nos rodean: la alimentación, nuestra relación con el propio cuerpo, la publicidad, las redes sociales, el autocuidado, la autoestima... Ahora quisiera que profundizáramos en el conocimiento de las emociones y el modo en que convivimos con ellas.

Me gusta imaginar nuestro mundo emocional como un mundo real, donde las emociones pasean y viven en libertad, afectadas por los pensamientos y transformadas en sentimientos, o simplemente en su estado natural. En un barrio cualquiera, cualquier persona puede tener una relación agradable o desagradable con sus vecinos, sentirse cómoda en su compañía o evitar el contacto con ellos porque no tolera su comportamiento. En el mundo emocional, cuando gestionamos nuestras emociones mediante la evitación perdemos mucha información sobre nosotros e intentamos obviar algo que nos facilita el aprendizaje, la interacción social y el desarrollo como seres humanos: nuestro mundo emocional.

Por tanto, todas las emociones son bienvenidas. Tristeza, pasa y siéntate con nosotros, no te criticaremos, no te juzgaremos, simplemente te ofreceremos el apoyo que necesites y escucharemos lo que tengas que decirnos. ¿Rabia, estás aquí? Venga, te permitimos expresarte, grita si quieres, no pasa nada. Vaya, alegría, ven, que no te sabotearemos. ¿Te imaginas un espacio así? Todas presentes.

Nuestro mundo emocional es muy complejo, y desconocemos gran parte de él porque no estamos acostumbrados a prestarle atención en el día a día. Vivimos como si las emociones fueran un complemento del que alardeamos cuando nos queda bien (las llamadas «emociones positivas») y escondemos cuando creemos que no será aceptado socialmente (las mal llamadas «emociones negativas»).

De por sí, las emociones aparecen de forma automática, emergen en la consciencia a través de nuestros pensamientos y sentimientos. Son adaptativas, en la intensidad adecuada cumplen funciones de protección y adaptabilidad a nuestra vida; por ello es tan importante asumir que forman parte de nosotros y que vivir rechazándolas solo nos acarreará mayor frustración y más inadaptaciones psicológicas. Las que más nos incomodan (esas «emociones negativas») también cumplen una función de adaptación: el asco nos permite no contaminarnos con alimentos que pudieran estar en mal estado, el enfado nos permite poner límites cuando algo no nos agrada... Que estas emociones que nos incomodan no nos desborden depende principalmente de la intensidad con que las vivimos y de la gestión que hacemos de las mismas. Nuestra historia de aprendizaje sobre la forma de afrontar las distintas circunstancias influirá también en los recursos que dispongamos en el presente.

Normalmente, si alguien nos pregunta «¿Cómo te sientes?», respondemos «Bien» o «Mal», con suerte podemos dejar caer un «Regular». Muy pocas veces damos respuestas más elaboradas o que contengan un discurso que pudiera incomodar a la persona que nos escucha. «Quién soy yo para molestar a los demás con mis cosas», nos decimos. Y es cierto que durante años hemos creído erróneamente que llorar es de débiles, que quien dice que está triste es que quiere dar pena y que quien más sonríe es más feliz (ignorando lo que acaso oculta esa sonrisa).

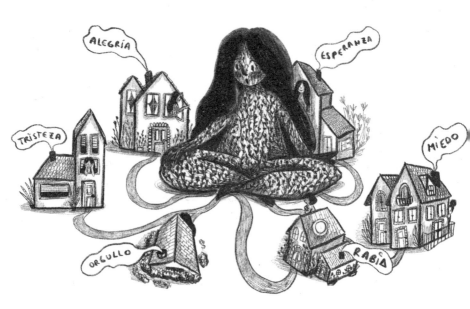

Sería mucho más sencillo y clarificador para las relaciones sociales y para nosotros mismos poder expresar distintas emociones en nuestras conversaciones. Frustración, enojo, tristeza, melancolía, alegría, euforia..., son todas emociones distintas; similares, pero distintas. Al comienzo nos parece que estamos comunicándonos en otro idioma, nos resulta complicado y un poco extraño no solo usar nosotros esas expresiones, sino también escucharlas en los demás. Es frecuente que incluso nos cueste hallar una forma de responder y nos bloqueemos cuando alguien dice que se siente triste, enfadado o melancólico. No obstante, antes de comenzar a hablar de ellas debemos ser capaces de identificarlas, para lo cual es imprescindible conocerlas.

Las emociones llamadas o consideradas positivas son las reinas del lugar, las más buscadas y aclamadas, y las que nos hacen sufrir más de lo que creemos cuando no podemos obtenerlas. Estas reinas del lugar suelen idealizarse; ya no vale con estar alegre, ahora hay que estar alegre todo el rato, expresarlo y enseñarlo. Sentirnos alegres por cada aspecto de nuestra vida parece un requisito indispensable para lograr la ansiada «felicidad». Una felicidad que se considera alejada de cualquier emoción que pueda tornarse incómoda y que no permite ningún sentimiento de fracaso, de malestar. Una felicidad efímera e irreal, ya que no sé tú, pero yo aún no conozco a nadie que pueda decir que todos los días de su vida se encuentra en ese estado. A lo largo del tiempo hemos ido estableciendo un concepto idealizado y dañino de felicidad, que ahora se encuentra más sesgado que nunca en nuestra sociedad.

¿Es un problema no poder sentirnos constantemente felices? ¿Debemos buscar la felicidad permanente? No, mayor problema resulta reprimir nuestro mundo emocional, no poder ni saber expresar y gestionar lo que sentimos, avergonzarnos de ello. Esto sí debe alarmarnos.

Si miramos a nuestro alrededor y nos fijamos en algunos aspectos de nuestro mundo actual, veremos que la tristeza está constantemente ausente, aunque la realidad es que está oculta. La apartamos y ocultamos. No la queremos con nosotros y trabajamos bien duro para ahuyentarla. ¿Alguien lo logra? No lo creo. Y no es porque sea pesimista, sino porque la tristeza y las demás emociones (mal) llamadas negativas son necesarias para nuestro desarrollo emocional, funcionales; por tanto, la lucha por la felicidad idealizada no es nada buena para nuestra salud mental. Como señala Leslie Greenberg, en vez de tratar de controlar, interrumpir o evitar las emociones negativas, hace falta que aprendamos a vivir en armonía con ellas.[24]

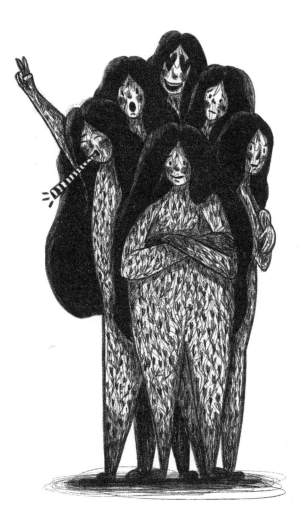

24. Leslie Greenberg, *Emociones: una guía interna*, Bilbao, Desclée de Brouwer, 2000.

¿Cuáles son las emociones mal consideradas negativas? Si nos centramos en las emociones más básicas, son el miedo, el asco, el enfado y la tristeza. Estas emociones que muchas personas luchan por evitar cada día nos ayudan a crecer gracias a sus funciones adaptativas, siempre y cuando se expresen y gestionen de forma saludable. En la consulta, me gusta compararlas con una sintonía de radio que no podemos eliminar, pero cuyo volumen podemos disminuir, mediante el trabajo, para que no afecte en demasía a nuestro desarrollo vital.

Por ejemplo, el miedo, en una medida adecuada, nos ayuda a sobrevivir, nos mantiene alerta cuando debemos estarlo. ¿Cuándo se convierte en un miedo desadaptativo? Cuando nos pasamos el día en este estado de alerta sin necesidad funcional. El miedo nos permite retroceder si vamos caminando a oscuras y a solas por un bosque y oímos unos ruidos que nos resultan extraños; en este caso favorece nuestra supervivencia. Sin embargo, si un miedo de una intensidad que no es funcional ni se encuentra justificada nos paraliza en las rutinas del día a día y nos impide desarrollarlas, es preciso que modifiquemos esa intensidad con la que vivimos dicha emoción.

En este sentido, sería como diferenciar entre prestar

atención o estar alerta. Normalmente, en la vida cotidiana es adecuado que prestemos atención a lo que nos ocurre, que estemos abiertos al exterior y que podamos actuar en consecuencia, pero sin que esta respuesta sea automática e impulsiva. En cambio, cuando nos encontramos en estado de alerta, nuestra respuesta al exterior es de vigilancia en tensión y promueve una respuesta automática, impulsiva, y en muchos casos genera situaciones de estrés y ansiedad por la tensión mantenida.

La necesidad de que estén presentes en todos nosotros estas llamadas «emociones negativas», la expresan Zurita y Chías con una frase que resulta genial para comprenderlo: «La tristeza se llora para poder sacarla de nosotros».[25] Continuando con esta metáfora, en la consulta suelo usar la idea de limpieza. Normalmente, cuando abrimos nuestra maleta emocional y de sentimientos, cuando nos atrevemos a mirar dentro de nosotros, una de las respuestas más habituales es el llanto. ¿Qué reacción solemos tener cuando esto ocurre? Enjugarnos las lágrimas y respirar para intentar parar de llorar, pero *llorar nos limpia por dentro*, nos ayuda a expresar y sanar. Y digo «nos ayuda»

25. J. F. Zurita y M. Chías, *Técnicas de trabajo emocional en psicoterapia*, Madrid, Editorial Niño Libre, 2016.

porque la expresión por sí sola no es la principal estrategia para gestionar y afrontar, pero es uno de los primeros pasos en ese recorrido.

Recuerdo a una chica joven que nada más sentarse en el sofá turquesa de mi consulta comenzó a relatar un montón de síntomas de ansiedad, sin parar, todos muy bien definidos y expresados; acompañaba al listado de síntomas una serie de posibles explicaciones que daban lugar a dichos sentimientos generados por un supuesto estrés y un ritmo de vida frenético. En un momento de la conversación la interrumpí y simplemente le pregunté: «¿Y cómo te sientes?». «Angustiada —me dijo—, noto la ansiedad aquí», y se señalaba el pecho. Al rato repetí mi pregunta, ya que había respondido lo mismo que llevaba diciéndome, como si de un discurso aprendido se tratase, desde que se sentó. Tres veces, fueron tres las veces que la interrumpí y le hice la pregunta, y hasta la tercera no me escuchó. Las dos primeras veces volvió de forma automática al discurso aprendido, pero la tercera rompió a llorar con un llanto intenso mientras decía: «Perdóname por llorar». Entonces le contesté que allí podía llorar tranquilamente cuanto necesitara, y no logro recordar el tiempo que estuvo llorando hasta que se dio la oportunidad de parar y hablar desde otro lugar, desde un lugar donde sentía de verdad y donde de repente la palabra «ansiedad» desapareció y aparecieron términos como «miedo» e «inseguridad». Su emoción primaria apareció, y lo llamativo es que esa expresión de su cuerpo de «ansiedad» fue el comienzo del camino que la ayudó a llegar a ella.

Por tanto, expresar las emociones es fundamental y no por cosas tan superficiales como esa creencia tan común de que así valoramos más y mejor los momentos buenos; las emociones son necesarias porque forman parte de nuestra humanidad. Sentimos y nos emocionamos, y esto permite la creación de vínculos, las relaciones sociales, el desarrollo. Las emociones (todas ellas) son nuestra gasolina para el día a día.

Por otro lado, hay un gran número de autores y estudios que se centran en la funcionalidad de esta sensibilidad especial a la hora de procesar la información negativa. Por ejemplo, Kristin Neff nos hace comprender, de una manera muy sencilla, la funcionalidad biológica de este sesgo hacia la negatividad como una parte importante de nuestro cerebro que nos permite la supervivencia;[26] por su

26. Kristin Neff, *Sé amable contigo mismo. El arte de la compasión hacia uno mismo*, Barcelona, Paidós, 2016.

parte, Anabel González señala de forma contundente: «No sentir no es una opción».[27]

¿Cómo funciona nuestro mundo emocional? Las respuestas emocionales se dan como reacción a un estímulo interno o externo. Estas emociones pasan a convertirse en sentimientos cuando son procesadas y se suman a un pensamiento. Es decir, cuando somos conscientes de ellas y además tenemos un pensamiento subjetivo sobre las mismas. Por ejemplo: me he mirado en el espejo y he sentido la emoción de tristeza, a continuación me he considerado fracasada y he tenido un sentimiento de rechazo hacia mi cuerpo. Tenemos una emoción y posteriormente aparece el sentimiento por efecto de unir la emoción con los pensamientos asociados a ella. El tiempo que dedicamos a estos pensamientos y sentimientos puede ser muy dilatado. Las emociones (más puras), por el contrario, son más transitorias y de corta duración, y por supuesto se viven con mayor intensidad al no ser procesadas mediante pensamientos y juicios.

Existen varios modelos que explican las emociones, el más conocido y del que sin duda has oído hablar es el de

27. A. González, *Lo bueno de tener un mal día*, Barcelona, Planeta, 2020.

las seis emociones básicas: la tristeza, el enfado, el asco, el miedo, la sorpresa y la alegría. Sin embargo, me gustaría añadir, para que se comprenda mejor el mundo emocional, el modelo de Zurita y Chías.[28] Ambos autores hacen referencia a dos emociones principales: el amor parental (la emoción que asegura a un hijo su supervivencia) y el miedo existencial (el miedo provocado por la falta de amor parental o el miedo a perderlo). De ambos conceptos nace un abanico de emociones. Del amor parental surgen la alegría, el amor horizontal (dirigido a amigos, objetos y a uno mismo) y el poder (el sentirnos capaces); del miedo existencial emergen la tristeza, el llamado miedo lógico (un miedo real) y la rabia. El modelo resulta muy enriquecedor, ya que relaciona nuestras emociones con los vínculos que establecemos desde que nacemos, lo cual hace más sencillo apreciar la importancia que tienen las emociones para nuestro desarrollo. Esta forma de entender nuestro desarrollo emocional no le resta importancia a la historia que hemos vivido.

La capacidad reflexiva y la forma de aceptar o acoger nuestras emociones tiene que ver también con la cons-

28. J. F. Zurita y M. Chías, *op. cit.*

trucción de nuestra identidad. Si nos definimos a nosotros mismos como responsables y trabajadores, probablemente atender a la frustración o el fracaso nos costará mucho más, puesto que no son congruentes con la construcción de nuestra propia identidad, y encontraremos muchas barreras que nos impedirán tolerar dichas emociones y acogerlas.

Como estamos señalando, conocer nuestras emociones y sentimientos nos ayuda a tomar consciencia de lo que nos ocurre, a relativizar lo sucedido y a adquirir una perspectiva que nos permita establecer relaciones sobre lo que estamos sintiendo y pensando y nuestra actuación. ¿Por qué resulta tan importante? ¿No sería más cómodo vivir en la ignorancia y guardar en una maleta todo aquello que sentimos? En el apartado siguiente hablaremos sobre las maletas emocionales, pero antes es preciso darse cuenta de lo importante que es mirar dentro de nosotros.

Todo radica en lo que llamaremos «competencias emocionales». En la consulta, cuando es necesario trabajar este aspecto y aclarar los objetivos, suelo usar un esquema básico para comprender el camino que hay que recorrer para mejorar nuestras competencias emocionales. En primer lugar, es fundamental percibir las emociones y ser consciente de ellas y de los sentimientos en los cuales se transforman. En segundo lugar, reconocer cómo actuamos ante las distintas emociones, qué circunstancias las determinan y qué función cumplen. En tercer lugar, llega el momento de gestionarlas. ¿Somos capaces de regularlas o nos invaden y abruman? Por último, hay que expresarlas y aprender a gestionarlas para convivir con ellas.

La expresión emocional adecuada es el fin último de este trabajo psicológico. Una gestión apropiada de las emociones nos permite manejarnos por nuestra vida sin esconder nuestra respuesta emocional ni escondernos de ella.

¿Sencillo? En absoluto. Aunque es un camino que todos podemos recorrer, en muchos casos necesitaremos ayuda profesional para no perder el rumbo. A veces, nuestras emociones se ocultan ante nuestra imposibilidad de hacerles frente, ya que han sido promovidas por situaciones muy dolorosas, demasiado intensas y de las cuales nos hemos protegido huyendo, buscando la supervivencia. Por este motivo, es importante que respetes tus ritmos y pidas ayuda si crees que abrir la maleta emocional te abrumará, si te parece que te hace falta un acompañamiento o si tu historia de vida o circunstancias actuales lo requieren. Un profesional de la psicología te guiará a lo largo del camino y te mostrará cómo gestionar las emociones mediante tratamientos validados y un riguroso protocolo que irá destapando poco a poco aquello que pueda ayudarte.

> Lo que no nos dicen es que el llanto
> limpia por dentro, limpia el alma.

Mi maleta emocional

En ocasiones hay motivos realmente importantes y de gravedad que hacen que nos escondamos de nuestras emociones. En estos casos la ayuda psicológica se hace imprescindible. Sin embargo, en situaciones más cotidianas también guardamos muchas de nuestras emociones o los sentimientos que estas generan.

Todos y cada uno de nosotros llevamos una «maleta

imaginaria» a la espalda en la que cargamos aquello a lo que no queremos (o no podemos) prestar atención: retos que nos suponen un gran esfuerzo y emociones que nos resultan complicadas de procesar. Llamaremos «maleta emocional» a esta maleta imaginaria con la que caminamos.

Llenamos la maleta emocional cada vez que, por mil millones de motivos, callamos y silenciamos algo que sentimos, que nos afecta, que nos duele o nos alegra. No siempre tiene que ver con las emociones menos cómodas para nosotros, sino que también pueden ser circunstancias que, si bien otras personas considerarían favorables, nosotros, de alguna manera, no estamos preparados para hacerlas presentes. Tal vez estás muy orgullosa de lo que lograste hace unos días en tu trabajo, pero no quieres parecer «engreída» delante de tus compañeras y restas valor a tus méritos; por otro lado, has vuelto a discutir con tu amiga sobre ese tema que sabes que algún día tendréis que hablar, ya que te sentiste muy dolida, aunque has decidido posponerlo porque te genera cierta inseguridad su posible reacción. Todas estas circunstancias y las formas que tienes de gestionarlas van acumulándose en ti, tu maleta se va llenando y te resulta complicado soportar su peso, lo cual resulta en una serie de síntomas psicológicos o respuestas psicosomáticas con los que tu cuerpo manifiesta aquello que callas.

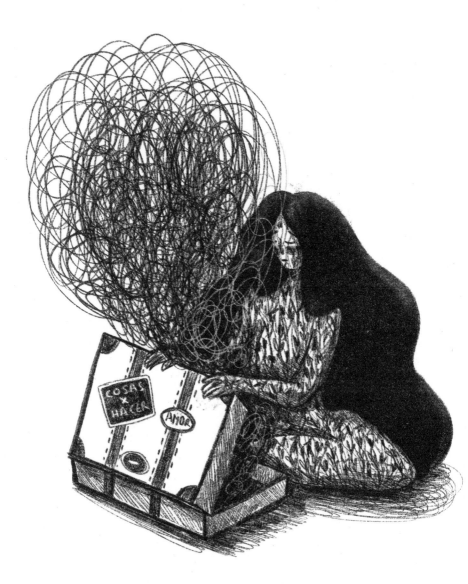

Nos centraremos en las emociones que más frecuentemente silenciamos, las mal llamadas negativas. Cuando callamos, ocultamos o luchamos por no demostrar cómo nos sentimos, aumenta la presencia de emociones de esas que nos incomodan; además, no obtenemos ningún tipo de aprendizaje, no son validadas nuestras emociones ni sentimientos y parece que la importancia de aquello que estamos viviendo queda reducido al máximo. ¿Cómo te sentirías si al contarle a una persona que es importante para ti que tu pareja te ha defraudado, esta persona cambia de tema sin atender a tu relato? Yo me sentiría dolida, ignorada y defraudada. Eso mismo ocurre cuando nos desentendemos de nuestras propias emociones buscando un alivio a corto plazo que, en realidad, conlleva malestares mayores.

Quien no ha permitido que sus emociones menos cómodas o desagradables formen parte de su vida lo ha hecho por alguna razón. Me gustaría consignar aquí los motivos que más habitualmente me encuentro cada día para poder explorar algunos de los distintos mecanismos que ponemos en marcha. Asimismo, con ello te animo a tomar consciencia de que no es un asunto superficial ni al que podamos restar importancia, pues en gran parte de los casos hay una historia o unas causas que nos hacen modificar nuestro comportamiento.

Un motivo muy común, quizá porque la gran mayoría de los casos que acompaño tienen que ver con la relación con la comida, es el aprendizaje en la infancia: «He aprendido desde mi infancia que si expreso cómo me siento no seré escuchada ni lo que diga tendrá validez. Tenemos que ser "fuertes" y seguir adelante sin quejarnos».

Recordaré cuantas veces sea necesario que la fortaleza no viene definida por las ocasiones en que no expresemos las emociones llamadas «negativas». Insisto también en que expresar este tipo de emociones no es una queja, ni una muestra de debilidad. Una señal de fortaleza es ser capaces de sacar fuera lo que no entendemos dentro, enfrentarnos a aquello que nos está impidiendo avanzar, asumir que la tristeza es parte de nosotros, y si requerimos ayuda para poder hacerlo, el mismo gesto (que tan difícil resulta a veces) de levantar el teléfono y pedirla, ya es una señal de fortaleza. Sin embargo, seamos comprensivos con nuestros aprendizajes sociales y las influencias que tienen en la educación que hemos recibido: «Llorar es de cobardes», «Los niños no lloran», «No seas niña chica y para de llorar»... Afortunadamente, cada vez se presta más atención a la educación emocional desde la infancia, y su mayor presencia en el ámbito escolar y familiar hace que este tipo de frases pierda validez.

En nuestras manos está que los más pequeños comprendan que llorar es necesario, que estar triste no es malo y que la tristeza es algo que sentimos todos en algún momento. Para ello estaría bien observar sus emociones, preguntar cómo se sienten y escucharlos, de esta forma mejoraremos su futuro y el de todos nosotros.

Otros motivos bastante frecuentes para ocultar o silenciar nuestras emociones son un grupo de pensamientos como los siguientes: «No soy capaz de molestar a los demás», «Siento que si cuento mis dificultades estaré molestando a personas que ya tienen sus propias preocupaciones», «Prefiero estar siempre feliz para ellos». Los conocerás bien si eres una persona entregada y sacrificada que antepones las necesidades de los demás a las tuyas (aquí aparece el supuesto egoísmo que hemos mencionado al hablar de autoestima y que erróneamente consideramos sinónimo de prestar atención a nuestras necesidades). Por los motivos que sea, tengan la importancia que tengan, cargamos nuestra maleta emocional. Durante años vamos guardando situaciones no gestionadas y emociones calladas, y cuando llevamos la maleta emocional demasiado repleta, se puede «desbordar».

Pero no nos adelantemos y comencemos por el principio. No existe una única forma de guardar emociones y sentimientos. Podemos decidir llenar la maleta con orden y respeto y gestionando lo que vamos introduciendo en ella, o podemos meterlo todo revuelto y sin ser conscientes de lo que llevamos, que a veces es más de lo que podemos soportar.

Por ejemplo, hoy me he sentido triste al discutir con una persona a la que aprecio. Tengo dos posibles formas de guardar mis emociones:

- No quiero enfrentarme al problema, prefiero evitar cruzarme con esta persona y disimular ante los demás mi tristeza. Actuaré como si nada hubiera pasado y optaré por esperar que con el tiempo se olvide la discusión.

- Sé que hoy no puedo enfrentarme a la emoción ni me siento capaz de hablar con esta persona. No pasa nada, me doy tiempo y me permito sentir la tristeza y posponer la conversación para otro momento.

¿Cuál crees que es más saludable? La segunda opción me permite expresar la emoción, aunque no la gestione al instante ni actuando directamente en la resolución del problema. Aunque he guardado y cargado una emoción en la maleta emocional, lo he hecho de una forma saludable que, posteriormente, gestionaré. La primera opción, por el contrario, me aleja de una actuación saludable y me acerca a la frustración generada por el rechazo de lo que siento.

Una persona a la que admiro mucho denominaba a la segunda respuesta «el modo bolita», haciendo referencia a la necesidad de tumbarse, taparse con una manta y acompañarse en el malestar, para después poder pasar a la acción y gestionar lo que hubiera ocurrido. Gestionar no es solucionar, no es encontrar la forma de resolver el problema o la dificultad; a menudo, no hay una resolución factible. Gestionar quiere decir actuar. En el ejemplo anterior puede ser hablar de cómo me ha hecho sentir la discusión con esa persona (aunque dicha discusión no quede resuelta a mi favor), atender a mis necesidades, poner límites y un largo etcétera que puede variar según el contexto y la raíz del conflicto.

Caminar y recorrer el día a día con la maleta emocional abarrotada se hace complicado, tanto que, como hemos señalado, en algún momento la maleta se desbordará. Entonces será especialmente difícil hacer frente a la situación. Te animo de nuevo a imaginar un armario. ¿Qué pasaría al abrir de repente las puertas cuando se han amontonado ahí dentro ropa y zapatos sin orden, sin gestión? Probablemente la ropa se te caería encima y el trabajo acumulado se haría más tedioso. Te verías abrumada por la ropa desparramada y te sentirías incapaz de salir del montón de desorden. Sin embargo, si vas llenando el armario con cierto orden, prestando atención a lo que guardas, pese a lo cual (siendo realistas) queda algún cajón desastroso, probablemente el momento de mirar dentro será menos conflictivo y tedioso.

Sé que te parecerá que lo verdaderamente complicado es gestionar las emociones, mientras que callarlas es mucho más sencillo. Lo entiendo, y realmente llevas razón, pero lo que parece sencillo no siempre es lo más saludable, y una incomodidad en el presente puede prevenir dificultades en el futuro.

Comencemos por «expresar», sacar fuera lo que hay dentro, sea en modo de llanto o sea con una risa, sea compartiéndolo con otra persona sea anotando en una pequeña hoja eso que pasa en nuestro interior. Ya está fuera. Una vez fuera se puede manejar de una forma más sencilla, observarlo desde distintas perspectivas, releerlo o replantearlo pasados unos días. Así, nuestra cabeza recibe nuevas interpretaciones, razona e interpreta de una forma más objetiva y real lo que le estamos contando. Esto hace que la maleta pese menos y nos permite caminar con más comodidad. ¿Recuerdas la importancia del no juicio? Aquí de nuevo lo podemos tener presente, en las lecturas de lo escrito. No se trata de hacer un análisis crítico de aquello que hemos realizado mal, sino de comprendernos y empatizar con nosotras mismas y ser capaces de conectar con el momento presente y lo que estamos sintiendo.

Convivir con las emociones, permitirnos sentirlas y vivir en armonía con ellas es un proceso de aprendizaje al cual nos iremos habituando según la práctica que tengamos en él. Sin embargo, este proceso debe ser «real». Volviendo a cuando hablábamos de la flexibilidad alimentaria, de nada sirve que fomente en mí la idea de la flexibilidad alimentaria si el pensamiento que asocio a este momento es: «Voy a ser más flexible para así dejar de tener antojo de chocolate y poder adelgazar». Aquí la flexibilidad esconde una nueva restricción, no es una apertura real a descubrir las necesidades y antojos de mi cuerpo.

La maleta emocional todos la llevamos, pero que esté más o menos llena hace que sea más o menos difícil acarrearla. Hay situaciones, emociones y sentimientos que guardamos desde hace tanto tiempo que, a veces, no podemos poner en marcha recursos o estrategias para afrontarlos. Son demasiado dolorosos para nosotros, o incluso nos cuesta conectar lo vivido en el pasado con la respuesta emocional del momento presente. En estos casos es recomendable gestionar esta respuesta emocional y los sentimientos que la acompañan y reubicar los recuerdos del pasado a un lugar menos dañino. Con la ayuda de un profesional de la psicología podremos realizar este trabajo.

Otras veces no podemos controlar situaciones del presente. Es decir, situaciones con las que debemos aprender a convivir, además de aceptar dentro de nuestra maleta las emociones que promueven. Aunque duela, no podemos controlar todo lo que nos ocurre, no está en nuestra mano gestionar las conductas de los demás o los acontecimientos o circunstancias externas, incluso hay aspectos de nuestro mundo físico o mental que escapan a nuestro control. En esos casos, luchar contra ello sería más dañino que acomodar lo que ocurre en nuestra maleta emocional para poder continuar caminando.

¿Y si la maleta está tan llena que tememos abrirla? Puede estar tan llena, abarcar tantos recuerdos oscuros que el simple hecho de imaginarnos abrirla y buscar en ella nos haga sentir miedo. Miedo de perder la seguridad y la sensación de control de la que hablábamos anteriormente. Por ese motivo, cuando sucede esto es imprescindible buscar profesionales de la psicología que nos guíen.

> A veces sentimos y callamos, pero el sentimiento queda dentro de nosotros provocando heridas si no lo dejamos expresarse.

6

MI RELACIÓN CON LA COMIDA

Emociones y alimentación

Después del recorrido realizado, podemos concluir que las emociones en sí mismas no son el núcleo del problema.

Cuando hablamos de emociones y comida, solemos centrarnos en intentar romper esta unión, queremos comer sin vincularnos con nuestro mundo emocional. ¡Qué difícil! Y qué gasto de energía innecesario. Estamos ligados emocionalmente con la comida desde muy pequeños, lo cual por sí mismo no supone un problema; la gestión de las emociones y la comida como nuestro único recurso son las cuestiones más importantes que debemos tener en cuenta.

Por lo general, una relación dañada entre emociones y comida viene promovida por un mal desarrollo de las competencias emocionales, que es no identificar cómo nos sentimos, no saber expresar de forma saludable lo que estamos viviendo, querer rechazar nuestra respuesta emocional o cualquiera de las conductas que vimos en el capítulo anterior, así como no disponer de herramientas para gestionar nuestro mundo emocional.

Como adelantábamos en el primer capítulo del libro, todos, en mayor o menor medida, nos relacionamos emocionalmente con los distintos productos o alimentos que consumimos, además de con las distintas situaciones en las que lo consumimos. Es un binomio difícil de separar, aunque, en realidad, cabe preguntarse qué sentido tendría separarlo. Experimentar placer, compartir una conversación agradable con alguien mientras disfrutas de tu plato preferido, recordar a un familiar al oler su plato estrella; no hay nada mejor que poder disfrutar con la comida, prestando atención a los sentidos y a cómo se despiertan con cada alimento consumido. Sin embargo, otras veces la relación emociones-comida se aleja de estos aspectos agradables y se acerca al rechazo, al miedo, la ansiedad, la frustración y otras tantas emociones, que buscan solución a través de la ingesta, o el propio momento de comer nos provoca estas emociones que nos resultan más incomodas. En unas ocasiones puede ser por el recuerdo de experiencias anteriores que acabaron en compulsión, atracón o en un gran sentimiento de malestar; en otras, por lo que supone para nosotros «comernos nuestras emociones», algo muy similar a la evitación de la que hablamos en el capítulo anterior.

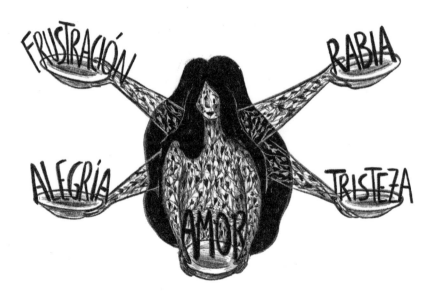

A lo largo de nuestra vida nos enfrentamos a distintas situaciones y presiones que nos invitan a dar lo mejor de nosotros mismos, ese «mejor» que se torna irreal y nos lleva a conductas exigentes y dañinas. Son muchos los motivos capaces de originar este tipo de conducta (como vimos en capítulos anteriores), pero ahora nos centraremos en la comida. Nuestra relación con la alimentación se puede ver dañada por diversas razones (muchas de ellas nada tienen que ver con los propios alimentos o productos), sin embargo, lo más frecuente es que la razón tenga que ver con las dietas milagrosas, dietas imposibles de mantener cuyo fin es un cambio de hábitos rápido y el logro de la ansiada felicidad a través de la pérdida de peso: «Si consigo perder peso, me sentiré bien conmigo misma». Y cuando fallamos aparece el sentimiento de culpa, acompañado por la autocrítica que nos hace creer que algo no estamos haciendo bien y que la fuerza de voluntad que hemos puesto no es la adecuada ni suficiente.

Es habitual que el sentimiento de culpa se vea apaciguado cuando llevamos años poniéndonos a dieta y fracasando; en su lugar aparece un sentimiento de resignación ante la situación y la indefensión aprendida después de tantos intentos, de probar mil y una maneras y de someternos a supuestos tratamientos que iban a proporcionarnos ese cambio que necesitábamos para ser «felices». ¿Significa eso que la culpa desaparece? No, la culpa continúa en nosotros y el malestar asociado también, pero camuflados y tapados como forma de protegernos. Hemos fallado tantas veces que es mucho más adaptativo para nosotros suponer que no podemos lograrlo, que de nada sirven más intentos y que es imposible evitar el «destino»: «No tengo solución, siempre comeré de forma compulsiva».

En todo este proceso, la comida, esa comida que hemos tenido prohibida durante las dietas restrictivas, se convierte en un potente reforzador (una gratificación, un premio) que consumimos con el objetivo de sentirnos mejor, de proporcionarnos el placer del que hemos estado privados mientras hemos renunciado a esta comida, de decidir nosotros y no los demás lo que queremos o no llevarnos a la boca y al estómago.

¿Se adquiere este poder reforzante de forma repentina? Para nada. Ya hemos explicado que desde los primeros meses de nuestra vida, la comida se vincula con nuestras emociones de forma saludable; sin embargo, a lo largo del crecimiento, por las influencias sociales y los aprendizajes que vamos adquiriendo, la comida se convierte en aquello con lo que se va asociando:

- el poder de ayudar a superar una ruptura
- un momento de relax después de una jornada de trabajo
- aquello que nos ayuda a distraernos
- lo que nos permite callar
- lo que nos evita pensar en las dificultades o los problemas
- la ayuda para superar la tristeza
- la celebración de la alegría
- la expresión de lo que no sabemos expresar con palabras

Podría enumerar tantos ejemplos que no quedaría espacio en el libro para todos. Cada uno de nosotros tiene su propia historia vincular con la comida. Conocerla y comprender cómo nos hemos relacionado con ella nos permitirá avanzar en nuestro proceso. Estas asociaciones no son, por sí mismas, lo que debemos evitar. Todos hemos tomado en algún momento un alimento específico después de un día duro de trabajo pensando: «Me lo merezco, hoy me doy un placer especial». ¿Representa esto una conducta patológica? En principio no, pero si la repetimos en el tiempo, si nos pasamos el día anticipando ese momento sin conectar con nuestras responsabilidades o circunstancias vitales, si nos refugiamos en ese instante de ingesta, entrando en un bucle de pasividad y compulsión, entonces necesitaremos ayuda para establecer estrategias y recursos y para aprender a escuchar y convivir con aquello que nos está ocurriendo.

Otras tantas veces, la conducta respecto a la comida es muy similar a las conductas adictivas tanto por el componente físico, a través de los ingredientes de los productos, como por el componente de adicción psicológica sin sustancia fomentada por las estrategias de marketing o las asociaciones que hemos realizado a lo largo de nuestra vida (entre otras tantas cosas) que fomentan el comer de forma compulsiva para no sentir, para no pensar.

Los estudios a este respecto no concluyen con exactitud si la relación con la comida puede considerarse similar a las demás conductas adictivas a la hora de diseñar los protocolos de tratamiento, pero sí confirman que a nivel comportamental existen numerosas similitudes: sentimientos de falta de control, abstinencia, tolerancia.[29]

Por tanto, es una visión demasiado simplista, en la que alguna vez he caído hasta yo misma, pensar que el hecho de comer obedece a un motivo único. Si algo me alegraría que aprendiéramos con esta lectura es a visualizar la relación con nosotros mismos y con la comida como un mecanismo de interacción entre diversas variables, algunas de las cuales estamos analizando.

En el ámbito de la psicopatología, fue con la actualización del *Manual diagnóstico y estadístico de los trastornos mentales* de 2013 cuando se dio al trastorno de atracones una identidad diagnóstica específica. Desde entonces, este ha ido cobrando mayor relevancia en los estudios de los trastornos de la conducta alimentaria (TCA) y de la obesidad. Este nuevo interés y el aumento de los casos diagnosticados no significa que de repente haya más personas que sufren esta situación, sino que muchas de las que la han padecido durante años no han entendido qué les ocurría o ni siquiera han tenido en cuenta que les podía

29. E. L. Gordon, A. H. Ariel-Donges, V. Bauman y L. J. Merlo, «What Is the Evidence for "Food Addiction"? A Systematic Review», *Nutrients* [revista electrónica], vol. 12, n.º 10 (abril, 2018).

ocurrir algo que no se curara con control externo (dietas, restricciones) y fuerza de voluntad. Son numerosas las personas que han vivido pensando que lo que les sucedía solo dependía de ellas, que si no podían parar de comer era porque no estaban lo suficientemente motivadas para hacerlo y que, por tanto, se lo merecían. Aún recuerdo uno de los tantos casos de este tipo que llegó a mi consulta, el de una mujer joven que, tras contarme su situación, cuando le respondí diciéndole que la entendía y le expliqué algunos mecanismos de funcionamiento y mantenimiento a través de un trabajo en psicoeducación, rompió a llorar. Sus lágrimas eran el reflejo de años de frustración, de culpabilidad, de odio y rechazo hacia ella misma por no poder parar de comer. Al final me preguntó: «¿Entonces no es mi culpa? ¿No soy solamente yo? ¿Esto le pasa a más gente?», a lo que yo contesté: «Sí, esto le pasa a más gente, a mucha más de la que pensamos».

Le ocurre a tanta gente que normalizamos su circunstancia y frivolizamos la situación de la persona que sufre. Incluso convertimos el problema en una burla, normalmente aferrándonos a las creencias asociadas al estigma de la obesidad: «El gordito come mucho», «Vaya atracones te pegas, así estas». Por otro lado, a las personas delgadas les dedicamos otras tantas observaciones supuestamente positivas: «Qué suerte, con todo lo que comes y no engordas», «¿Para qué buscas ayuda si estás delgado?». Comentarios que olvidan que cuando una persona padece de ingesta compulsiva sufre, sea cual sea su peso. Recuerda: los kilos no determinan nuestro sufrimiento.

Hay muchas formas de denominar las alteraciones alimentarias causadas por una sobreingesta: ansiedad por la comida, comer compulsivo, atracones e incluso ingesta emocional, que, como vimos en anteriores capítulos, lejos de lo que podemos pensar, no es en sí misma negativa ni dañina para la salud. Entonces ¿lo que llamamos comer compulsivo es lo mismo que un trastorno de atracones? Ponemos nombres y etiquetas a distintas situaciones en las cuales los síntomas varían muy sutilmente. Es como acercarnos a un extremo de mayor gravedad cuando hablamos sobre trastornos de atracones y a otro de menor gravedad, pero también importante, cuando hablamos de ingesta compulsiva. De forma parecida, en esta línea, la sintomatología es bastante similar, con diversos matices que difieren, pero la base de la problemática es principalmente la falta de recursos de afrontamiento, la culpabilidad, el rechazo asociado, el historial dietético... El diagnóstico nos ayuda, principalmente, a determinar la gravedad de la situación y el protocolo de tratamiento más adecuado, pero la cuestión es que todas las personas que pasan por estas situaciones están sufriendo de algún modo.

Es más, me atrevería a decir que todo el mundo, en algún momento de su vida, se ha relacionado de forma compulsiva o impulsiva con la comida. ¿Cuál es la diferencia entre compulsiva e impulsiva? En la ingesta compulsiva aparece el intento de calmar la ansiedad o la emoción previa que estamos sintiendo. Distinguir entre ingesta compulsiva e impulsiva nos ayuda a los profesionales que trabajamos en este campo, sin embargo, la persona que pasa por estas circunstancias casi no puede percibir la diferencia. Por su parte, el trastorno de atracones, como hemos dicho, implica en psicología una entidad que, para ser diagnosticada, requiere la observación de una serie de criterios de mayor gravedad con una frecuencia y duración determinada.

Sin llegar a dicho cuadro diagnóstico, hay otras conductas dañinas en la relación con la comida que se mantienen en el tiempo e impiden el bienestar. Es en estos casos cuando hablamos de comer compulsivo, comer impulsivo, ingesta emocional o atracones aislados, términos distintos que muy a menudo se usan como sinónimos. A mí me gusta englobarlos en lo que llamo «alimentarnos de forma dañina», ya que nos daña emocional y físicamente a través del malestar digestivo asociado a las ingestas de mayor cantidad.

¿De qué no estamos hablando cuando hacemos referencia a la ingesta de forma dañina para nosotros? Es importante aclarar estos conceptos, pues el intento de control desproporcionado de la ingesta nos puede hacer creer que nos encontramos ante una ingesta dañina en casos en que realmente se trata de variaciones flexibles y sanas (psicológicamente) de las pautas o recomendaciones que estábamos siguiendo. Comer de forma dañina no es...

- comer más de forma consciente porque nos encanta la comida
- comer sin sensación de hambre para probar algún producto
- reconfortarnos con la comida en algún momento, siendo conscientes de ello
- no comer lo pautado en el plan nutricional

Imagina a una chica llamada Paola que está siguiendo un plan nutricional porque quiere cambiar sus hábitos. Este plan requiere mucho compromiso por su parte y «fuerza de voluntad», puesto que elimina gran parte de sus alimentos o productos preferidos. Después de varias semanas cumpliendo las pautas, Paola es invitada a la celebración de un cumpleaños. En la fiesta le apetece comerse una porción de pastel y en ese momento decide tomársela, pero al llegar a casa aparece en ella un fuerte sentimiento de culpa y malestar por considerar que «ha hecho algo mal», ya que ha infringido las normas impuestas por la dieta. ¿Está Paola enfrentándose a una situación de ingesta dañina o descontrol con la alimentación? No, lo que ocurre es que Paola ha estado sometida a una restricción excesiva para ella, y en el cumpleaños le ha apetecido una tarta que llevaba mucho tiempo sin comer. Aunque no estuviera pautada en su dieta, no era dañino lo que estaba ocurriendo (a pesar del malestar o la culpa que surgió, derivado del sentimiento de «incumplir» las pautas establecidas). En este caso, sería necesario evaluar si la pauta dietética de Paola es realmente lo que necesita o existe una manera más saludable emocional y físicamente de promover su cambio de hábitos.

Los dulces y los pasteles suelen ser dos de los productos más «demonizados» en relación con la ingesta compulsiva y emocional.[30] De momento nos centraremos en esta última, la ingesta emocional, para desmontar algunos de los mitos forjados a su alrededor.

Cuando se habla del comer emocional solemos dar por sentado que las emociones implicadas en él son solo las mal llamadas emociones negativas o desagradables. Es cierto que la mayoría de los autores que definen la ingesta emocional hacen referencia a esta como estrategia de gestión ante emociones negativas. Por ejemplo, Lazarevich, Irigoyen, Velázquez y Salinas explican la ingesta como respuesta específica a emociones negativas,[31] o Van Strien, Konttinen, Homberg, Engels y Winkens consideran el comer emocional como comer en respuesta a las emociones negativas y los sentimientos depresivos.[32]

---

30. M. Macht, S. Roth y H. Ellgring, «Chocolate eating in healthy men during experimentally induced sadness and joy», *Appetite*, vol. 39, n.º 2 (octubre, 2002), pp. 147-158.

31. I. Lazarevich, M. E. Irigoyen-Camacho, M. C. Velázquez-Alva y J. Salinas-Ávila, «Psychometric characteristics of the Eating and Appraisal Due to Emotions and Stress Questionnaire and obesity in Mexican university students», *Nutrición Hospitalaria* [revista electrónica], vol. 31, n.º 6 (2015), pp. 2437-2444.

32. T. van Strien, H. Konttinen, J. R. Homberg , R. C. Engels y L. H. Winkens, «Emotional eating as a mediator between depression and weight gain», *Appetite* [revista electrónica], vol. 100 (mayo, 2016), pp. 216-224.

Sin embargo, el comer emocional no es exclusivo de estas emociones; en mayor medida, la ingesta emocional implica emociones-alimentación, tanto positivas como negativas. ¿Cómo celebramos los cumpleaños o las buenas noticias? Exacto, comiendo. Por eso debemos abrir la perspectiva y comprender la influencia entre emociones y comida más allá del juicio positivo o negativo. Hay autores que señalan la existencia de esta relación y la abordan con mayor amplitud incluyendo las emociones llamadas positivas como parte de la ecuación.[33] A pesar de esto, no podemos obviar el hecho de que cuando la ingesta emocional se convierte en una relación dañina con la comida, mayoritariamente ocurre ante emociones o acontecimientos que podríamos considerar negativos, y por ese motivo muy a menudo caemos en el error de querer separar la alimentación de las emociones (al igual que nos esforzamos en eliminar las emociones incómodas para nosotros).

Es sano, y parte de nuestro comportamiento, comer y gozar del placer que esto proporciona,[34] disfrutar asimis-

33. M. Macht, C. Haupt y A. Salewsky, «Emotions and eating in everyday life: application of the experience-sampling method», *Ecology of Food and Nutrition*, vol. 43, n.º 4 (2004), pp. 11-21.
34. J. Chozen Bays, *Comer atentos. Guía para redescubrir una relación sana con los alimentos*, Barcelona, Kairós, 2013.

mo de los recuerdos o las sensaciones que nos transmiten algunas comidas, recrearnos con todos nuestros sentidos e incluso encontrar la calma mientras comemos. Sin embargo, la comida no puede ser nuestro único y más común recurso de gestión emocional. La alimentación ya está preparada en nuestra caja de herramientas, pero si no contamos con más recursos, se convertirá en la única que usemos y dañaremos sus funciones al emplearla para cosas que no le corresponden. Te invito a trabajar para llenar tu caja con nuevas herramientas, con nuevos recursos y estrategias de afrontamiento que te permitan disponer de más opciones y posibilidades. Probablemente, al comienzo, nuestra respuesta más automática será comer, ya que es lo que hemos venido realizando durante mucho tiempo y nuestra herramienta principal. Sin embargo, podemos entrenar nuestros recursos y proporcionarnos otras opciones una vez hayamos comprendido nuestras necesidades; en otras ocasiones, necesitaremos ayuda profesional para lograrlo. El primer paso es reconocer la emoción y cómo puedes proporcionarte lo necesario para gestionarla. Poco a poco te acercarás al objetivo de que la comida nutra lo que esté en su mano nutrir, no aquello en lo que no logra el resultado esperado.

Veamos un ejemplo: he tenido una desafortunada discusión en el trabajo con un cliente. Ha sido un día especialmente difícil para mí, me encuentro triste, cansada y frustrada, pero lo único que ocupa mi cabeza mientras voy en el coche camino de casa es la cena. Mientras conduzco pienso en lo que voy a preparar, en un rico plato que por lo general no como, pero que hoy me merezco porque lo he pasado tremendamente mal. Al llegar a casa mi compañera de piso me pregunta cómo me encuentro y decido no contarle nada, solo deseo comer. Me propone cenar juntas y yo rechazo la invitación, quiero disfrutar de mi cena sola. Cocino muy deprisa y mientras tanto voy picando para distraerme, no me apetece recordar lo ocurrido. Casi antes de terminar de preparar la cena ya comienzo a comérmela. ¡Es mi recompensa por este día de mierda! Una vez que finalizo, me parece insuficiente y voy al frigorífico a por algo más que pueda aliviar mi malestar.

En este ejemplo, la comida se utiliza como recurso para «paliar» el malestar generado durante el día. Su protagonista rechaza formas más saludables de ventilar y expresar sus emociones, como explicarle lo ocurrido a su amiga o simplemente cenar acompañada, lo que le permitiría bajar la intensidad de la frustración y la tristeza. En cambio, espera que la comida actúe como un potente reforzador que la haga sentir bien, y en efecto la comida la anima, pero solo momentáneamente, y cuando finalice el episodio lo más probable es que aparezca un fuerte sentimiento de culpa y disgusto. ¿Es posible entonces sentirse reconfortado con la comida? Por supuesto, este ejemplo aislado no refleja la realidad de todas las variantes que podemos encontrar. Cualquiera de nosotros, en algún momento de nuestra vida, ha pensado «Hoy me merezco un capricho», pero lo saludable sería que ese capricho no eliminase la posibilidad de disponer de otros recursos para reforzarnos o para hacernos sentir bien.

Seguramente, llegado a este punto, te preguntarás: «¿Y cuáles son esas estrategias?». Ojalá estuviera en mi mano dotarte de pautas específicas para combatir el comer compulsivo, pero este no es un asunto sencillo. El libro que lees está orientado a ayudarte a profundizar en tu interior para comprender tu relación contigo mismo y con la comida y encontrar el camino para mejorarla, si bien existen tantos caminos distintos que tal vez irías más segura si alguien te acompañara. Entendamos por acompañante a los profesionales de la psicología que pueden guiarte en tu trabajo emocional. La mejor herramienta que puedo animarte a poner en funcionamiento es la comprensión, el mirar más allá, y esto es lo que venimos practicando desde el primer capítulo: no quedarnos en lo superficial.

El papel de las dietas en mi vida

«Todas las del mundo.» No sé las veces que he escuchado esta respuesta tras preguntar: «¿Has hecho muchas dietas?». En ese momento trazo una línea en el folio e invito a la persona que ha contestado así a contarme cómo se sentía y por qué decidió comenzar cada una de dichas dietas. Es increíble observar cómo se asocian a momentos importantes y cómo reflejan a veces ciertas dinámicas familiares, y analizar cómo se han ido cultivando poco a poco una desorganización y una pérdida de comprensión y atención hacia nuestro cuerpo y nuestra hambre y saciedad.

A veces se inicia el camino dietético a una edad tan temprana que ni siquiera se hace por decisión propia, sino que alguien decide llevarnos a visitar a un profesional o supuesto profesional, normalmente cargado de buenas intenciones y creyendo que es la mejor forma de mejorar nuestra salud, aunque por desgracia en la mayoría de los casos no lo es. Cuando en el pasado se han realizado numerosos procesos dietéticos, lo habitual es haber visitado a una gran variedad de «profesionales» —médicos, endocrinos, herbolarios— y haber seguido las dietas que les funcionaron a otras personas. Al empezar en la infancia, el recorrido suele ser muy largo y diverso, por lo que aumenta la probabilidad de tener experiencias que no fueron satisfactorias y que fomentaron el rechazo hacia uno mismo y alteraron la relación con la comida.

El planteamiento de los tratamientos nutricionales ha cambiado en los últimos años, y cada vez encontramos mejores prácticas y profesionales más concentrados en el tratamiento integral y en el trabajo inter y multidisciplinar. Sin embargo, esto no era habitual años atrás, por lo cual, las dietas que los adultos de hoy siguieron en la infancia a menudo iban cargadas de prohibiciones sin ninguna explicación, solo con frases del tipo: «Debes perder peso, por eso no puedes comer lo mismo que los demás»; dietas cuya relación con la salud el menor no comprendía. Si esto resulta duro para un adulto, para un niño, mucho más. Es entonces cuando aparecen pensamientos como «Me lo merezco, estoy gordo», «Tengo que adelgazar para estar bien»; es decir, autoverbalizaciones, frases que repetimos de forma incansable y que llegan a la adultez interiorizadas como parte de nosotros y afectando a nuestro autoconcepto. Esta clase de frases dirigidas a nosotros mismos acaban definiéndonos, se convierten en lo que creemos que somos; por otro lado, las restricciones alimentarias asumen el papel central en nuestra forma de alimentarnos, en nuestra rutina de vida y en el intento de «controlarnos», pues las consideramos la mejor opción de la que disponemos, cuando en realidad son el caldo de cultivo para una relación dañada con la comida.

Para alguien que padece obesidad, las dietas forman parte de su vida por lo general desde la infancia; en cualquier caso, ha recorrido un largo trayecto de subidas y bajadas, de productos y mejunjes mágicos que prometen milagros y regalan consecuencias negativas. ¿Cómo nos afecta esto? Nos afecta en la relación con nosotros mismos, como vimos en el tercer capítulo del libro, y en la relación con nuestro cuerpo, pero sin duda nos afecta profundamente en la forma en que establecemos vínculos con los momentos de alimentarnos, aumentando el poder reforzador de los productos o alimentos prohibidos y fomentando el consumo compulsivo de los mismos.[35] En estos casos, la comida adquiere un potente valor reforzante, es decir, es aquello de lo que hemos estado privados durante mucho tiempo (supuestamente por nuestra salud) y a su vez es aquello con lo que nos hemos recompensado cuando hemos logrado el objetivo: bajar de peso.

En el apartado anterior vimos distintas situaciones en las que la comida adquiere este valor. Un largo recorrido dietético es otra de estas situaciones. Es como si cada alimento que eliminamos de la dieta por «miedo a engordar» adquiriese aún más sabor, nos pareciese más rico y apetecible, con lo que aumentamos el descontrol en su consumo. Lo evitamos durante meses y cuando por fin lo tomamos nos dejamos llevar por frases como «Para una vez que lo como», «De perdidos, al río»... Por otro lado, los momentos en que consumimos estos alimentos suelen ser ocasiones felices (días especiales, fiestas e incluso la celebración de haber perdido peso) que hacen que poco a poco vayamos potenciando el bienestar que nos proporciona comerlos. Estoy segura de que te identificarás con la siguiente situación:

35. M. Macht, «How emotions affect eating: a five-way model», *Appetite*, vol. 50, n.º 1 (enero, 2008), pp. 1-11.

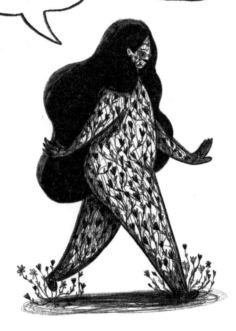

La pizza está rica, pero esta nos sabrá de maravilla porque es el premio por lograr evitarla durante unas determinadas semanas. ¿Y qué harías tú si supieras que volverás a estar bastante tiempo sin poder volver a comerla? Exacto, comer más. He aquí una de las mayores incongruencias del juego dietético. Si nuestra motivación fuera comer de manera saludable y el propio bienestar, no tendría sentido que al conseguir mantener un hábito lo celebráramos ingiriendo de manera compulsiva y desproporcionada aquellos productos que van en contra de nuestra salud comidos de esta forma. Lo lógico sería que formaran parte de nuestro aprendizaje los conocimientos para relacionarnos mejor con estos productos, comer conscientemente y permitirnos escuchar y dar a nuestro cuerpo, con amor y aprecio, aquello que necesita.

¿Cuál es la realidad? Por lo general, cuando se comienzan los procesos dietéticos habituales, no se hace por motivos de autocuidado y salud, sino con el único objetivo de reducir el consumo de calorías y perder peso. Después del llamado «sacrificio» y la correspondiente pérdida de kilos, el mejor premio es el consumo desproporcionado de aquello que durante la dieta no comíamos, ya que no nos preocupa su efecto en la salud sino simplemente su alto contenido calórico. Una amplia experiencia en dietas de estas características también influye en el autoconcepto, la autoestima y, en definitiva, en la relación con nosotros mismos, como hemos aprendido en los capítulos 3 y 4. Haber hecho dieta a menudo nos hace caer en la idea de que nuestras capacidades dependen del control, de que somos mejores cuanto más rígidos y más cumplidores nos mostramos. Nos enseña que no somos lo bastante buenos y que nuestra fuerza de voluntad está dañada, sacando a la luz una supuesta debilidad promovida por la falta de capacidad de control.

Por este motivo es tan importante no olvidarnos de la conexión con nosotros mismos; nada ni nadie nos puede conocer mejor que nosotros, y mucho menos a nuestro cuerpo. Atrevámonos a explorar nuestro mundo interno, pero también las sensaciones físicas que acompañan al momento de la ingesta —hambre, saciedad, sabores...—, y si nos parece que el camino es difícil de recorrer, busquemos el apoyo de un profesional.

Encontrar el momento para cuidar de mí

«Me gustaría poder cuidar de mí.» Recuerdo aún a la persona que pronunció esta frase después de varias sesiones trabajando para desmontar la creencia de que el único objetivo necesario era la pérdida de peso. En el último año, su cuerpo se había transformado tanto que ella apenas lo reconocía. El cambio físico y el cambio en las rutinas de alimentación no eran más que una muestra del desorden que reinaba en sus esferas personal y laboral. Su meta era perder peso, sin embargo, la acompañé en la búsqueda de un nuevo propósito: cuidar de ella y entender cómo le había influido lo vivido en los últimos meses.

Cuando se desmontan y amplían los motivos que habitualmente las personas suelen explicar en las primeras sesiones, se abre un mundo de posibilidades. Es una primera señal de que se asoman a su interior, de que comprenden que hay muchas más variables que afectan a lo que les ocurre. Este objetivo no lo modificamos los profesionales, lo modifica la propia persona a través de un recorrido sobre sus necesidades. En general, la razón de acudir a la consulta suele ser la pérdida de peso y aumentar la motivación o fuerza de voluntad (por la superficialidad con la que ya hemos dicho que se tratan estos temas), pero en la mayoría de los casos, detrás de esto hay aspectos mucho más interesantes y relevantes que perder unos gramos o restringir calorías.

Cuidar de nosotros implica un abanico más amplio de aspectos en los que actuar, que al fin y al cabo terminan influyendo en la relación con la comida, con el cuerpo y con uno mismo. Se trata de comenzar a ocuparnos de nuestro jardín. Muy a menudo uso esta expresión y, por el perfil de las personas que se sientan en mi sofá de color turquesa, suelo relacionarla con la atención a los demás y con el olvido de las propias necesidades. Veamos el ejemplo: imagino que tengo un jardín, y mi vecino también tiene un jardín en el porche de su casa. Cada mañana observo atenta cómo cuida su jardín el vecino, anoto las herramientas que usa y me acerco a él para alabar su trabajo. Cuando por fin me animo a cuidar mis plantas, me parece que están un poco secas; me quedé embobada con las atenciones de mi vecino a su jardín y llevo días sin regarlas. Están mal, necesitan mucho esfuerzo para recuperarlas y no me veo capaz de hacerlo tan bien como él. Desisto, abandono mi jardín, no tengo tiempo de ocuparme de las plantas. Sin embargo, algún que otro día me he ofrecido a regar las flores de mi vecino mientras él se encontraba fuera.

Y así ocurre: observamos a los demás, nos centramos en ellos, queremos lograr aquello que vemos fuera y nos olvidamos de cuidar de nosotros, de nuestro jardín. ¿Cuántas veces no tenemos tiempo para nosotros pero lo encontramos si otra persona nos pide un favor? El criterio para medir la disponibilidad de tiempo es lo responsables que nos sintamos de cumplir las peticiones, y en este criterio nuestras necesidades suelen ser lo menos importante. Sé que puede resultar tremendamente complicado delegar y no ofrecernos a apagar todos los fuegos. «No» es una de las palabras más difíciles de pronunciar para algunas personas, y no me refiero a decir que no de forma aislada; me refiero a decir que no asertivamente, a nosotros y a los demás. Quizá llevamos toda la vida desempeñando el rol de cuidadores y asumir otra forma de responder implica una serie de trabajos que requieren el acompañamiento de profesionales de la psicología.

Hemos hablado de muchos factores que se relacionan con el autocuidado, y ahora vamos a hacerlo de otra cosa que hace falta para cuidar de nosotros, que es tiempo real. El ritmo de vida que llevamos actualmente hace que el tiempo escasee y se convierta en un bien muy preciado que debemos dividir con delicadeza y cuidado.

- No tengo tiempo para hacer la compra de forma organizada.
- No me queda ni un rato para salir a caminar.
- En todo el día no he podido mirarme ni un segundo.
- Tengo solo diez minutos para comer.

Y tantas y tantas frases en que expresamos que el tiempo nos limita. Sin embargo, las mismas personas que dicen estas frases a menudo se muestran con mayor disposición cuando se trata de ayudar o gestionar una dificultad externa. Y no pasa nada, ser generosos con los demás es una gran virtud, pero no olvidemos la generosidad con nosotros mismos. Para tener presente esta generosidad, que llamaremos autogenerosidad, necesitamos encontrar nuestros momentos, delegar funciones, no asumir roles que no nos corresponden y sobre todo decir que no. Si hay algo que aprendemos desde bien pequeños es que el tiempo es oro, que los minutos cuentan... El tiempo es uno de los bienes que más anhelamos. «Ojalá el día tuviera más de veinticuatro horas», decimos. Creemos que si vamos con prisa aprovecharemos mejor el tiempo, y es cierto, pero ¿tenemos en cuenta la productividad o las consecuencias físicas y psicológicas que nos depara ese estrés? En conclusión, ¿merece la pena correr tanto?

Es como si en la lucha incansable por aumentar los minutos del día, al final los hiciéramos disminuir. Las prisas y las carreras nos acercan al automatismo y la desconexión con nuestras necesidades. Por la falta de tiempo a veces nos olvidamos de algo tan natural como beber agua, así que imagina en qué lugar quedan las necesidades psicológicas. Muy lejos.

Lo entiendo, resulta muy difícil dejar espacio para todo, tomarnos con calma el día a día y abandonar las prisas. Pero ¿y si en vez de movernos por los extremos intentamos ubicar los grises? Ese gris que, aunque vaya corriendo al trabajo, me permite una vez allí dedicar unos minutos a respirar y conectar con el momento y el lugar presentes. Ese gris que aprueba que pase un ratito haciendo lo que más me gusta algún día de la semana, o que me ofrece la posibilidad de moverme y activarme como una parte más de mi rutina. La búsqueda del gris es un recorrido, un proceso largo que te animo a recorrer con calma y ganas de aprender. Encontrar tiempo de calidad puede requerir eliminar ciertas actividades que nos ocupan espacio pero de las que, bien mirado, podemos prescindir temporalmente para encontrar un lugar donde ubicar nuestro bienestar.

Tal vez aún no estés donde esperabas, quizá no te sientas como esperabas, pero cuando afirmo que el camino es importante no te miento. La vida es un proceso en constante cambio y evolución, y la persona que puede decidir dar pasos hacia distintas direcciones eres tú. Es posible que el resultado no sea el que querías, pero incluso así puedes actuar, ya que a veces aceptar es el mejor de los caminos, sin ser sinónimo de conformarse.

7

LA RELACIÓN CON MI CUERPO

Las primeras exigencias que mi cuerpo sufrió

Voy a comenzar a hablar de la relación con el propio cuerpo resumiendo en el siguiente mensaje muchas de las historias que he escuchado durante mi carrera profesional.

Querido cuerpo:

Me has acompañado durante años. Has presenciado todas mis batallas. Te he rechazado y castigado; a veces te he respetado, pero siempre con cierta mirada inquisidora. Créeme, ambos sufríamos, tú y yo.

Desafortunadamente, el cuerpo, desde el punto de vista estético, ha sido víctima de presiones, exigencias, ideales. A lo largo de la historia se han ido relacionando diferentes formas corporales con un estatus determinado o con unas características físicas específicas. El ideal de delgadez, del que hemos hablado anteriormente, se ha asociado con numerosas afectaciones de la estabilidad emocional, relativas al desarrollo de una sana autoestima y también de trastornos alimentarios.

Cuando nos miramos en el espejo y no reconocemos lo que vemos o cuando lo que reconocemos lo rechazamos y preferimos no mirar intentando no dañarnos, acabamos sufriendo. Nos escondemos de nosotros mismos y del cuerpo que nos permite vivir. ¿Cuándo comienzan estas relaciones tan conflictivas con nuestra figura corporal? Comienzan cuando todavía somos muy pequeños. Sin embargo, una de las cosas que me resultan más llamativas y que quiero tratar aquí es el concepto de belleza y lo que hemos asociado con él. A través de la presión estética, el cuerpo ha pasado de ser aquello que nos permite movernos, vivir y cumplir nuestras funciones de vida a ser una expresión de la perfección y la belleza vinculadas (hasta ahora) a la delgadez.

¿Significa esto que sentirnos bellas a través de nuestro cuerpo es perjudicial? ¡Para nada! Lo que ocurre es que cuando solo hay un significado de belleza, probablemente encajar en él exigirá grandes sacrificios, y muchos de ellos pueden resultar dañinos para la salud. Entonces ¿es esto belleza? Si lo que entendemos por belleza englobara diversidad, la flexibilidad del concepto permitiría a cada persona adaptarse a su belleza propia, abarcando su bienestar en ella. Tendríamos cuerpos distintos y formas diferentes, ninguna de las cuales ligada a la presunción de que estas características físicas se corresponden con unas características personales determinadas. Sin embargo, no es esto a lo que estamos habitualmente expuestos, y desde que disponemos de redes sociales es mucho más complicado ver la realidad, ya que hacemos uso de miles de filtros y retoques. Los filtros ya se empleaban antes en el cine, la televisión o la publicidad, pero no todo el mundo tenía la posibilidad de usarlos, como sucede ahora mismo.

Nos han mostrado cómo debe ser nuestro cuerpo para sentirnos cómodas con él; nos han indicado no solo las medidas, sino también los kilos y la firmeza que debe tener. Y a quien consiguiera vestirse y sentirse bien con unos supuestos «kilos de más», la sociedad se ha encargado de hacérselo casi imposible a través de la reducción del tamaño de las tallas, la creación de marcas de tallas consideradas grandes que incrementan de un modo importante el precio de las prendas o, directamente, la falta de ropa para determinadas formas corporales.

Podríamos decir que esto ocurre desde edades muy tempranas. Los comentarios sobre el cuerpo de los más pequeños son habituales y están muy normalizados. ¿Creemos que los niños no entienden lo que les decimos? ¿Acaso no están estigmatizados algunos cuerpos por cuestiones estéticas desde estas edades?

Muchos de los insultos infantiles hacen referencia al cuerpo, especialmente cuando se dirigen al «gordo» o la «gorda» del grupo. ¿Dónde hemos aprendido que «gordo» o «gorda» puede ser usado como un insulto? Te invito a reflexionar sobre esto, ya que la connotación negativa se la damos los adultos, y los pequeños la aprenden de nosotros, tanto de los mensajes que enviamos en cuanto sociedad como de nuestros comentarios en casa. Imaginemos a una mamá que afirma que en casa, delante de su hija, nunca se hacen comentarios acerca de la estética corporal. Sin embargo, por ejemplo, cuando madre e hija van de compras o se duchan, la niña escucha verbalizaciones del tipo: «Así no puedo continuar», «Mejor esta blusa más ancha que disimula», «Este biquini no es para mí, tengo mucha barriga». No son frases que expresen opiniones directas sobre el físico de la menor, sin embargo, esta clase de comentarios, añadidos a la presión social y a la publicidad, de las que hemos hablado en el segundo capítulo, van construyendo lo que asociaríamos con determinadas formas físicas. Esas personitas que creemos que no son capaces de comprender el comentario lo reciben y asimilan las ideas implícitas en él, hasta que su cuerpo, para ellos, también se sale de la norma.

En los libros de texto estudiamos el cuerpo humano mediante imágenes de figuras delgadas, y aún se continúa hablando de la obesidad exclusivamente haciendo referencia al consumo desproporcionado de calorías y al sedentarismo, lo cual es puro estigma y obvia muchas de las variables implicadas en la situación. En los dibujos animados, el personaje que está gordo suele ser el gracioso del grupo y el que más come, aumentando el estigma, mientras que el valiente y divertido es el delgado. En este contexto, desgraciadamente, nuestros pequeños aprenden que la figura corporal de la persona gorda es aquella de la que hay que burlarse.

Cuando la burla comienza tan pronto, la relación del niño con su cuerpo se empieza a quebrar. El pequeño todavía no es capaz de comprender la irracionalidad de los insultos y comentarios, y para él tiene mucho peso la función de los adultos como modelo. Está en una edad en la que las emociones son las que mandan, y la vergüenza y el rechazo son dos de las más reconocidas. En muchos de estos casos (la mayoría) acaba comenzando muy pronto (principalmente en la adolescencia) el bucle infinito de intentos de cambiar el cuerpo a través de dietas y procedimientos que prometen milagros y nos alejan de una posible reconciliación y buena relación con nosotros mismos. La base de todo es el sufrimiento y el inicio del camino hacia una desconexión total con el cuerpo y sus funciones.

Desconectamos, nos olvidamos, y aparece el abandono. Abandono de nuestras acciones de autocuidado, de nuestro bienestar corporal y personal. Es como si, al no ser nuestro cuerpo lo que creemos que debería ser, decidiéramos dejarlo a un lado; sin embargo, continúa haciendo sus funciones, sirviéndonos para la vida y permitiéndonos crecer y avanzar como personas.

Compartiré contigo una historia: «Todo comenzó

cuando dejé de mirarme al salir de la ducha. Poco a poco desistí de cuidar mi piel; ponerme cremas era tocar y sentir aquello que más odiaba. Sin darme cuenta, prescindí de mirarme en el espejo de cuerpo entero cuando me vestía. No quería pasar cerca de los espejos y mucho menos estaba dispuesta a que alguien viera mi cuerpo desnudo. Hace dos veranos que no piso la playa». El bienestar personal, las relaciones sociales satisfactorias y toda nuestra vida se limita cuando sentimos que el cuerpo que tenemos no es el que exigen los diferentes contextos. Evitamos determinadas circunstancias o situaciones, el rechazo nos hace invalidar cualquier tipo de conducta que requiera exponer nuestra figura y la culpa por no lograr modificarla nos pesa sobre los hombros.

¿Podemos hacer algo para que la construcción de la imagen corporal desde pequeños sea más saludable? ¿Podemos contribuir de algún modo a que en la sociedad la idealización de la delgadez no sea tan dañina? ¡Por supuesto! Son tantas las acciones posibles que no hay espacio aquí para enumerarlas, sin embargo, voy a reseñar algunas de las que me parecen más sencillas y que se pueden incorporar al día a día.

Integrar la diversidad corporal en los manuales infantiles y en el vocabulario usado en clase

Sería muy interesante que, al igual que se dispone de material para trabajar la regulación emocional y se habla de ello en las escuelas, en relación con el propio cuerpo se incluyera la diversidad en los libros de texto, se trabajara con lecturas que la fomenten o se emplearan en clase materiales que ayuden a desmontar las creencias que se empiezan a construir tal como hemos explicado anteriormente.

Modificar la descripción de la obesidad en los libros de texto

Los estudios científicos afirman que son numerosas las variables que se relacionan con las causas de la obesidad. Entonces ¿por qué se continúa tratando la obesidad de una forma tan básica señalando el consumo y el movimiento como los principales factores que la explican en numerosos manuales de biología o incluso de determinadas carreras profesionales? Modificar estos manuales conllevará dar espacio a las otras variables que influyen en la obesidad y no cargar de forma exclusiva la responsabilidad a la cantidad de comida y de movimiento.

INCORPORAR AL LENGUAJE, EN FAMILIAS Y ESCUELAS, TÉRMINOS SOBRE ACEPTACIÓN Y AMABILIDAD CON RESPECTO A NUESTRO CUERPO

En capítulos anteriores otorgábamos una especial importancia a la incorporación de un lenguaje que incluyera las emociones y que permitiera que aprendiéramos a manejarlas. Esto mismo ocurre con la diversidad, la amabilidad y el respeto hacia nuestro cuerpo y el de los demás. Si en la escuela y la familia comenzamos a disponer de un lenguaje de este tipo, iremos construyendo una base más saludable sobre la que desarrollar la relación con nuestro cuerpo y la percepción que tenemos del mismo.

Para incorporar un lenguaje más amable con nuestro cuerpo y que exprese el apoyo a la diversidad primero debemos conocer el lenguaje que usamos actualmente. Para ello te animo a recoger en un registro los comentarios o mensajes a los que estás expuesta en tu día a día. Es importante anotar no solo los comentarios que haces tú, sino también los que detectas en tu entorno, ya que de esta forma podrás analizar si hay alguna fuente de estímulos especialmente dañinos para ti. Por ejemplo, en caso de ser consumidora habitual de redes sociales, es interesante conocer qué tipo de cuentas sigues y cómo te hacen sentir. ¿El motivo? Las cuentas que seguimos son aquellas de las que recibimos imágenes y mensajes que vemos en nuestras pantallas a diario. Cuando recibimos durante todo el día fotos de cuerpos esculturales y muestras de belleza y delgadez irreales, estamos más expuestas a adoptar un comportamiento exigente con nuestro cuerpo. ¿Qué podemos hacer en estos casos? Incluir en nuestras cuentas habituales a distintos perfiles que ofrezcan más diversidad de mensajes y diversidad corporal. Mejorar el uso de las redes eligiendo lo que queremos ver o leer cada día. ¿Qué tipo de mensaje te gustaría recibir cada mañana cuando abres tu teléfono? En las redes sociales lo decides tú.

> Mi recorrido de vida forma parte
> de lo que veo cuando miro el espejo.

¿Conozco mi cuerpo? Mi imagen corporal

Cuerpo e imagen corporal. Son muchas las veces que ambos términos se usan como sinónimos o que fuera del ám-

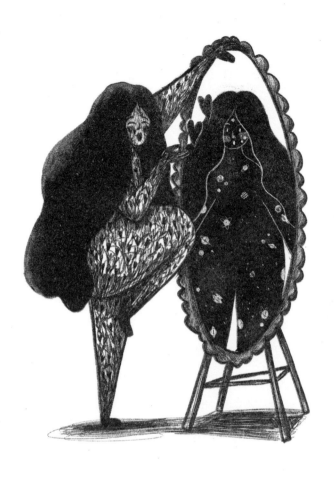

bito de la psicología se confunden. Como hemos visto anteriormente, nuestro cuerpo en sí mismo es aquello que alberga nuestros órganos y nos permite funcionar. En este cuerpo, la funcionalidad es lo más destacable, lo que nos hace sobrevivir. Sin embargo, no valoramos el cuerpo únicamente por este factor, sino que implicamos en la valoración muchas otras variables —vergüenza, culpa, presión estética, rechazo...—, que de forma conjunta construyen nuestra imagen corporal.

En la formación de la imagen corporal intervienen las relaciones e influencias sociales de las que hemos ido hablando a lo largo de los capítulos anteriores; además, la imagen corporal se construye en la relación con nuestro entorno social y puede variar a lo largo de la vida. No es innata, inamovible y estática. En el primer capítulo nos aproximamos a la imagen corporal, su construcción y funcionamiento; ahora, para entender el concepto con mayor exactitud, explicaremos la diferenciación que establecen Pruzinsky y Cash entre imagen corporal perceptual, cognitiva y emocional.[36]

El aspecto perceptual es el que procede de la percepción que tenemos de nuestro cuerpo en cuanto a forma y tamaño; es especialmente importante recalcar que se refiere a la percepción de lo que creemos que es nuestro cuerpo, lo cual no tiene por qué ser semejante a la realidad objetiva. La imagen corporal cognitiva hace alusión a los pensamientos y verbalizaciones que realizamos sobre

36. T. Pruzinsky y T. F. Cash, «Integrative themes in body-image development, deviance, and change», en T. Cash y T. Pruzinsky (eds.), *Body Images. Development, deviance and change*, Nueva York, The Guilford Press, 1990, pp. 337-349.

nuestro cuerpo. Por último, lo emocional se refiere a cómo nos sentimos con todo lo anterior. A lo largo del tiempo, distintos autores han ido complementando esta distinción y han incluido, por ejemplo, una parte conductual, ligada a cómo actuamos después de percibir, sentir y recibir determinados mensajes sobre nuestra figura.

> «La imagen corporal es un constructo que implica lo que uno piensa, siente y cómo se percibe y actúa en relación con su propio cuerpo.»[37]

Es muy habitual encontrar este tipo de situaciones en personas que han recorrido numerosos procesos de pérdidas y aumentos de peso, como si el cuerpo hubiera cambiado tanto que se pierde la percepción real del mismo, como si la persona desconectara del que ha sido su reflejo. Por otro lado, a menudo el rechazo que se ha ido

37. R. M. Raich, J. Torras y M. Figueras, «Estudio de la imagen corporal y su relación con el deporte en una muestra de estudiantes universitarios», *Análisis y modificación de conducta*, vol. 22, n.º 85 (1996), pp. 603-626.

construyendo a lo largo de la vida ha provocado conductas de evitación —dejar de mirarnos, escondernos de los espejos, ocultarnos tras la ropa...— que no nos permiten ser conscientes del estado real del cuerpo y crean una imagen en nuestra cabeza de lo que creemos que es nuestra silueta. Otras veces, la distorsión o el rechazo de la propia imagen vienen condicionados por situaciones que nada tienen que ver con nuestra estética. Se trata de situaciones complicadas, por ejemplo derivadas de traumas o abuso, en las cuales nuestro cuerpo ha cobrado un protagonismo esencial y en las que se reflejan daños que nada tienen que ver con la belleza.

¿Nuestra imagen corporal siempre tiene esta connotación negativa? En absoluto. Puedes haber construido una imagen corporal sana, una percepción real de tu figura y unos sentimientos hacia ella que sean cómodos para ti. Igualmente, debemos tener en cuenta que el grado de implicación y afectación que la imagen corporal alterada tiene para nosotros y la forma en que afecta a la autoestima y el autoconcepto puede variar y ser más o menos intenso. Los dos componentes principales de una imagen corporal negativa son la insatisfacción con nuestro cuerpo y el rechazo corporal. Concretamente, por insatisfacción corporal se entiende la discrepancia existente entre el yo ideal (la imagen ideal de uno mismo) y la imagen percibida.

Por otro lado, Bell y Rushforth identifican cuatro componentes en la imagen corporal negativa: la distorsión perceptiva, el incumplimiento de unos objetivos irreales, el aspecto como el criterio fundamental para evaluarnos y las constantes búsquedas de delgadez.[38] A lo largo de este libro hemos tratado varios de estos componentes, aunque cabe señalar la relevancia del aspecto físico como criterio de evaluación que hacemos de nosotros mismos; es decir, el grado en que afecta mi juicio sobre mi físico a la relación conmigo misma.

Al leer estas líneas quizá te preguntas: «¿De qué me sirve saber que puede existir esta distorsión o rechazo de mi imagen?». Este conocimiento te ayuda a entender que el malestar que sientes no es necesario sostenerlo ni soportarlo, que puedes pedir ayudar y trabajar para cultivar tu bienestar. En cambio, si no ves la necesidad, ¿cómo vas a ayudarte? Generalmente, en este proceso se hace im-

---

38. L. Bell y J. Rushforth, *Superar una imagen corporal distorsionada. Un programa para personas con trastornos alimentarios*, Madrid, Alianza, 2010.

prescindible el acompañamiento psicológico dada la complejidad de la situación y la implicación emocional que suele conllevar explorar la relación con el propio cuerpo. Sin embargo, puede ser un buen comienzo empezar a prestar atención a cómo te sientes con tu cuerpo, a qué tipo de emociones aparecen cuando lo tocas o lo miras. Por otro lado, mi recomendación es que esa exploración se haga de forma respetuosa y con afán de descubrir aquella parte de ti que más aprecias y con la que más a gusto te sientes.

Cuando existe una distorsión perceptiva o una relación muy dañina con nuestra figura, pedir ayuda es fundamental. La psicología aconseja, para trabajar esta distorsión de la imagen corporal, establecer y pautar un protocolo de tratamiento que incluya técnicas de relajación, exploración corporal en relajación, exposición gradual y trabajo emocional y cognitivo, entre otros muchos procesos. La complejidad del tratamiento es un fiel reflejo de que un acto que parece tan sencillo como mirarnos al espejo puede ser un paso difícil de dar en el proceso de comenzar a reconocer nuestra figura y el cuerpo que nos acompaña en la vida. Un gesto que puede ser grato y rutinario para unos puede generar un gran malestar, preocupación, rechazo e incomodidad a otros, por eso es tan importante no tratar con superficialidad esos actos aparentemente prosaicos.

Conocer nuestra figura, sus imperfecciones y las emociones que nos provoca puede resultar doloroso y darnos mucho miedo; mirarnos en el espejo a veces se convierte en una tortura y provoca pensamientos difíciles de gestionar. Por este motivo, si te sientes así, no te recomiendo que empieces el camino en soledad. Pedir ayuda a un profesional para que te acompañe en este recorrido es la mejor decisión.

¿Podemos avanzar dando pasitos pequeños (pero importantes) desde nuestra casa? La realidad es que está en nuestras manos cambiar la manera de mirar nuestra figura y de relacionarnos con ella en nuestra vida cotidiana. Por lo general, en dicha relación, el rechazo es la primera respuesta automática, con actitudes como apartar la mirada cuando pasamos ante un espejo o establecer un diálogo crítico con el propio cuerpo. Una forma de cambiar el modo de mirarnos consiste (siempre y cuando no exista una dificultad mayor de distorsión o rechazo corporal) en incorporar a nuestras rutinas de autocuidado actividades que pongan en marcha lo siguiente:

- Mayor conexión con nuestro cuerpo: acariciarlo, prestarle más atención cuando nos vestimos o aseamos, dedicar ratitos a descubrir partes de él que habíamos obviado.

- Mantener un diálogo interior más respetuoso: tener presente lo que nuestro cuerpo nos permite, ser conscientes de sus capacidades y funcionalidades y tratar de comprender los cambios que nuestro cuerpo haya sufrido a lo largo de su vida. ¿Alguna vez te has preguntado cuáles han sido el recorrido y los cambios externos a los que tu cuerpo se ha adaptado?

- Reducir la exposición a cuerpos irreales y fomentar la diversidad corporal en nuestro día a día: nosotros decidimos qué queremos ver cuando abrimos las redes sociales, cuáles queremos que sean los cuerpos que observamos cada día, y sobre todo qué análisis hacemos de ellos. Es recomendable advertir en todo momento los filtros, retoques y demás métodos para mejorar las imágenes que vemos en internet. De esta forma alejaremos de nosotras el ideal de belleza y acercaremos el de realidad corporal.

Reconciliarme con mi cuerpo

A veces, cuando hablo en la consulta con alguien sobre la relación que tiene con su cuerpo me doy cuenta de que esta persona libra una batalla interminable, entiendo el desgaste que supone llevar tantísimo tiempo sintiendo que su cuerpo no es el adecuado. En esta batalla, el cuerpo ha sufrido implacables bombardeos lanzados por la sociedad, el marketing, la publicidad, la presión por perseguir la delgadez y la perfección, los comentarios críticos de uno mismo y de los familiares. El bombardeo es constante, y aun así vamos resistiendo. Queridos cuerpos, habéis aguantado mucho, quizá demasiado.

No puedo decirte cómo debes tratarte. Y lo cierto es que nadie que no conozca tu realidad ni tu recorrido debería opinar sobre ello. Pero ¿de verdad el camino para sentirnos mejor es machacarnos, cambiarnos y moldearnos para parecernos un poco más al prototipo social? ¿Qué tal si nos ofrecemos la oportunidad de explorar otras vías para fomentar nuestro bienestar? ¿Cuántas veces hemos cargado al cuerpo con la responsabilidad de cambiar para mejorar nuestra autoestima y nuestra posibilidad de tener éxito? Usamos el cambio corporal y el deseo de acercarnos al ideal físico como una tirita para solucionar un malestar que tiene que ver con variables muy distintas. Creemos que hacemos lo mejor para nosotras, que conseguiremos terminar con el malestar, pero el cambio corporal no suele llevarnos a ese final; normalmente acarrea mayor rechazo y descontento con nosotras mismas.

Cuando no existe un problema mayor con nuestra imagen (por ejemplo, distorsión corporal, relación con otra psicopatología, rechazo del cuerpo por alguna situación o circunstancia vital determinada), gran parte de la labor que realizamos para disminuir el rechazo y la incomodidad con la imagen es el trabajo para fomentar la aceptación. Un error bastante frecuente es pensar que la aceptación corporal significa que nos guste todo de nosotras, que cada rincón de nuestro cuerpo nos parezca bello. ¿Es esta tu visión de la aceptación corporal?

A veces, cuando se plantea la idea de aceptación corporal, aparecen pensamientos como estos: «Si acepto mi imagen, mi cuerpo se quedará así para siempre porque dejaré de cuidarme» o «No puedo aceptar mi imagen, no puedo resignarme». Si analizamos las raíces de creencias similares a estas, llegamos a la idea de que la crítica y las exigencias son la gasolina necesaria para cuidarnos, y de que alejándonos de este camino doloroso corremos el riesgo de perdernos y no encontrar la salida. Este ha sido el camino que hemos recorrido habitualmente, y explorar uno nuevo nos genera incertidumbre y sensación de inseguridad.

Durante años hemos creído que para presumir hay que sufrir, y la motivación basada en críticas y exigencias ha afectado a nuestro interior dañando la relación con nosotros mismos y provocando distintas afectaciones psicológicas. Si logramos crear una diversidad corporal real a nivel social, desmontaría la creencia de que existe una sola figura corporal de la que podamos «sentirnos orgullosas». Cada figura, cada silueta, muestra sus propias características destacables y, por otro lado, cada persona tiene unos gustos y preferencias distintos. Todos los cuerpos son válidos, a su manera y a su modo, para sus funciones.

Puedes tener un cuerpo distinto. Puedes tener un cuerpo más ancho, más alto o más pequeño. ¡Tienes cuerpo! El paso más importante ya está dado. ¿Tu cuerpo no es como te gustaría? Lo entiendo, no siempre podemos sentir nuestro cuerpo como aquel con el que hemos soñado vivir, pero probablemente tampoco tenemos el color de ojos que tanto deseábamos y aun así no vivimos en una lucha constante y sin sentido por cambiarlo. El respeto hacia nosotras mismas

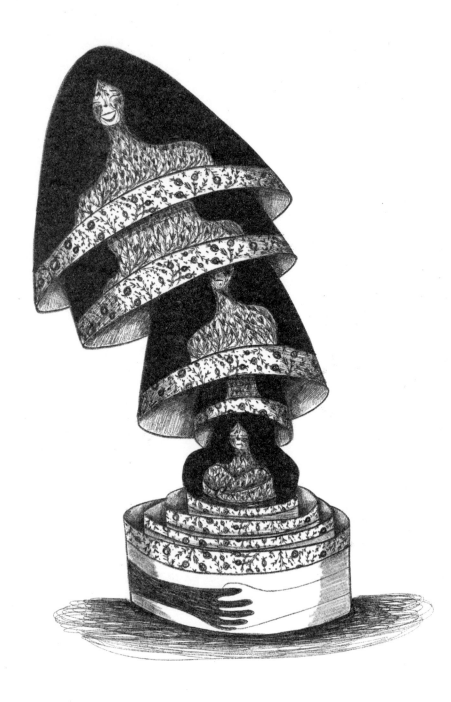

debe ser extrapolable a otros tantos aspectos de nuestra vida, entre ellos nuestra figura. Sin embargo, la figura es uno de los aspectos a los que más nos cuesta implementarlo.

Por otro lado, la estética delgada se ha asociado en numerosas ocasiones de forma errónea a la salud. Una adecuada salud física y mental implica mucho más que el hecho de tener unos kilos determinados, es una relación que debe equilibrarse para sostenerse a largo plazo y para ser de verdad algo que afecte positivamente a nuestro bienestar. Cuando se rechaza la imagen corporal, o cuando se han escuchado determinados comentarios a otras personas, a menudo se cae en la trampa de «cambiar por salud»; sin embargo, para lograr ese cambio se usan métodos muy alejados de lo que podríamos considerar saludable. Me pregunto entonces: ¿de verdad es esto promoción de nuestra salud integral?

8

¿Y SI NECESITO AYUDA PSICOLÓGICA?

Desmontando mitos

A lo largo de los capítulos anteriores he señalado la necesidad de pedir ayuda profesional; sin embargo, es preciso tener en cuenta, además de las limitaciones personales que pueden dificultarnos este paso (de las que hablaremos más adelante), que socialmente la psicología ha estado, y considero que continúa estando, muy desacreditada. Aún ocurre demasiado a menudo que las personas que vienen a nuestras consultas lleguen avergonzadas, oculten que están en tratamiento por miedo a lo que puedan pensar de ellas los demás y tengan la falsa creencia de que reconocer la necesidad de ayuda es asumir una debilidad y un fracaso.

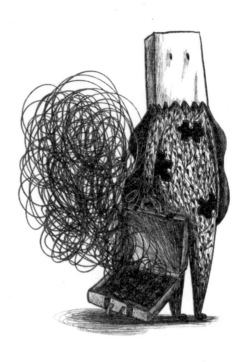

La labor preventiva en el campo de la salud que los profesionales de la psicología realizamos sería mucho más fructífera si se acudiera antes a la consulta y se reconociera la importancia de nuestro trabajo para fomentar el bienestar personal. Desgraciadamente, esto no ocurre y en la mayoría de las ocasiones, las personas llevan años sufriendo, afectadas por numerosos síntomas aislados o que constituyen manifestaciones secundarias de un problema mayor.

Por tanto, la psicología continúa estando rodeada de tópicos y creencias erróneas, referidas tanto a las personas que necesitan esta intervención como al trabajo en la consulta. La práctica de los psicólogos carga todavía con un estigma fundamentado en ideas que se alejan de lo que en verdad significa recibir un tratamiento psicológico y de la realidad de las personas que acuden a él. Me gustaría analizar algunos de estos tópicos para poder así proporcionar información más real sobre lo que encuentran las personas al pedir ayuda profesional.

LOS PROFESIONALES DE LA PSICOLOGÍA TE «MANIPULAN» LA MENTE Y TE HACEN TOMAR DECISIONES CON LAS QUE TÚ NO ESTÁS DE ACUERDO

Muchas personas creen que disponemos de esa habilidad, así como que somos capaces de adivinar qué está pasando por tu cabeza, cosa que es imposible. Una vez cruzada la puerta y comenzado tu tratamiento, nadie tomará decisiones por ti (a no ser que estés en peligro y sea preciso informar a tu familia o a algún servicio asistencial específico). Generalmente te acompañaremos para entender qué está pasando y haremos eso que llamamos «psicoeducación», facilitándote una información básica sobre cómo funcionan tus emociones, pensamientos y conducta. Esta información te ayudará a reconocer lo que te está ocurriendo. Una vez que estos primeros pasos estén dados, comenzará el protocolo de intervención decidido, del que tendrás conocimiento y con el que empezarás a trabajar. Tú serás un agente activo en tu tratamiento, nosotros te acompañaremos, te propondremos reflexiones, materiales o dinámicas, conversaremos contigo para asegurar que dispongas de la objetividad que numerosas veces se pierde, pero nadie manipulará tus decisiones en contra de tu voluntad.

Al psicólogo solo se va cuando se está muy mal

A la consulta psicológica se acude cuando se siente que se necesita ayuda. No hace falta esperar hasta «no poder más». La prevención es muy importante y nos puede proporcionar muchos recursos y estrategias que nos impidan acabar sufriendo alguna psicopatología concreta. Por otro lado, tampoco es cierto que todo el mundo necesite un psicólogo, como se dice a veces. Estoy de acuerdo en que es bueno para cualquiera parar, reflexionar sobre cómo se encuentra, escuchar las propias necesidades, y, como hemos ido viendo a lo largo de este libro, el ritmo del día a día, las prisas y las rutinas nos impiden dedicar tiempo a mirar dentro de nosotros y a nuestro alrededor, de modo que desconectamos y funcionamos con el piloto automático hasta que ya no podemos más. Si lográramos incorporar en nuestras rutinas más capacidades y recursos para saber cómo nos sentimos, cómo estamos respondiendo ante lo que nos rodea, etcétera, quizá pediríamos ayuda antes y podríamos beneficiarnos de una mejor labor preventiva. Este es el motivo que me lleva a resaltar la importancia de cuidar de nuestra salud mental, al igual que cuidamos de la salud física, y no esperar a estar muy mal para empezar a prestarle atención.

Teniendo amigos, ¿quién necesita un psicólogo?

En este punto podríamos mencionar también frases como «Yo sé mucho de psicología», «Yo soy un gran psicólogo para mis amigos, ya que doy buenos consejos», y muchas otras. Que exista una buena relación terapéutica, un buen vínculo y confianza entre tú y la persona que te acompaña, no significa que nuestras funciones como profesionales de la psicología sean similares a las que puede realizar un amigo/a.

Un amigo te escucha con sus respuestas emocionales en la mano, un amigo opina sobre aquello que le cuentas partiendo de sus propios juicios y creencias, y sin valorar con perspectiva qué puede estar ocurriendo y qué ayuda puedes necesitar.

Un amigo te reprocha algo que no hiciste bien, insiste en que sigas sus consejos o te anima para evitar que te enfrentes de nuevo a una situación que te genera malestar. Un profesional de la psicología, como he recalcado varias veces, no establece juicio, sus emociones intervienen (ya que estamos hablando de relaciones humanas) pero no influyen en tu tratamiento de forma negativa. Un profesional de la psicología no te da consejos superficiales, sino que te acompaña para que encuentres el camino que quieres y precisas recorrer, cuidando siempre de tu salud mental; es cierto que, en muchos casos, esto puede implicar sacrificios por tu parte por encontrarte con situaciones que dañan tu salud, y que tengas que renunciar a comportamientos que estabas mostrando y que eran perjudiciales para ti. Sin embargo, el tratamiento no se realiza mediante el mandato, sino mediante la propuesta de lo que parece más saludable y con tu participación activa. Estas son algunas de las cosas que nos diferencian en la práctica, sin olvidar la experiencia y la formación en el funcionamiento de la conducta, las emociones, etcétera.

El amigo ejerce una importante labor de apoyo, pero no

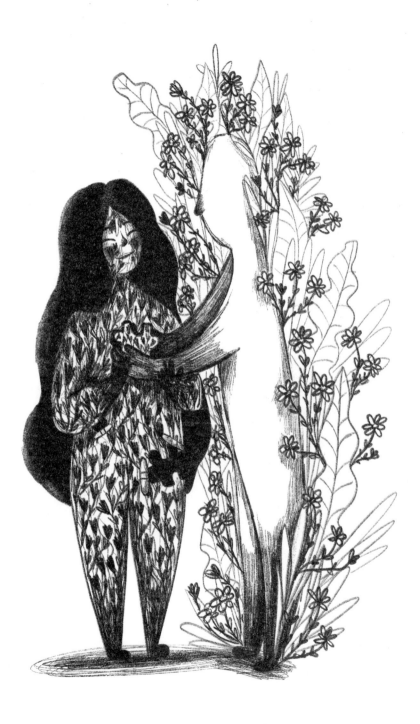

es comparable con un tratamiento psicológico; tiene una función distinta, aunque tan necesaria como la del psicólogo.

Esta ha sido una pequeña muestra de la multitud de creencias erróneas sobre esta profesión arraigadas en la sociedad. No es posible desmontarlas todas en estas páginas, pero sí te animo a cuestionar aquellas que te afecten y a buscar información verídica sobre ellas o preguntar lo que necesites aclarar cuando llegue el momento de llamar a un profesional de la psicología. De esta forma podrás resolver tus inquietudes y conocer una opinión más cierta al respecto.

Buscar ayuda

Mientras leías hasta llegar a este punto, probablemente te habrás planteado numerosas veces pedir ayuda, pero levantar el teléfono y concertar una cita parece una barrera difícil de romper.

Pedir ayuda implica reconocer que en cierto modo no has conseguido resolver por tu cuenta lo que te ocurría. Solo de escribir esta última frase se me encoge algo por dentro, mi cuerpo responde físicamente al dolor que implica la situación. Tan capaces nos hemos creído, tanto ha calado el mensaje «Tienes que poder con todo», que es un sentimiento de fracaso lo que muchas veces acompaña a esa primera llamada, expresado con frases como «Creía que podría sola, pero estoy agotada», «Es mi último intento, llevo años probándolo, pero nunca he pedido ayuda» o «Estoy cansada de intentarlo y continuar sufriendo en la mayoría de los casos». Ninguno de esos supuestos intentos se había realizado con la guía del profesional adecuado para atender la necesidad desde el punto de vista de la salud mental.

Cuando nos enfrentamos a una enfermedad física abordamos el problema de una forma muy distinta. Como ya vimos en capítulos anteriores, es mucho más fácil reconocer que necesitamos acudir a una traumatóloga si nos duele la rodilla que dar el primer paso para cuidar de nuestro bienestar psicológico.

Las lecturas, los libros y las webs que ofrecen posts o actividades que puedan ayudarte siempre son bienvenidas. Seguramente los recursos de este tipo te servirán para que comprendas de alguna manera que algo no va bien, que entiendas lo que estás viviendo. Sin embargo, nunca sustituyen el acompañamiento psicológico profesional.

Es importante que, una vez logres superar las barreras,

los miedos y las preocupaciones que suelen aparecer en el momento de descolgar el teléfono, sepas que dispones de numerosas opciones. A veces hay tantas que la búsqueda de la más conveniente abruma y paraliza.

¿Por dónde comienzo? Si necesitas ayuda de un profesional de la psicología, puedes emprender varios caminos. Veamos algunos de ellos:

- Acudir al servicio público de salud mental. Cada centro funciona de distinta manera a la hora de establecer el protocolo asistencial, por tanto, un buen comienzo es acudir a tu médico de atención primaria para explicar lo ocurrido y solicitar la derivación a la consulta de psicología en salud mental.

- Acudir a un centro privado de salud mental. En este caso, asegúrate de que te atenderá alguien que cuente con la titulación adecuada: la de graduado o licenciado en psicología. Tienes derecho a informarte sobre la titulación de la persona que te va a ayudar, así como a conocer sus métodos de trabajo. No tengas reparo en consultar cualquier duda a los profesionales, no nos sentiremos juzgados por tus preguntas, sabemos lo importante que es para las personas que comenzarán un tratamiento estar al corriente de nuestra forma de trabajar.

- Contactar con asociaciones. Existen diversas asociaciones, normalmente dedicadas a psicopatologías específicas, que pueden informarte sobre los especialistas, los recursos asistenciales y los talleres psicoeducativos o grupales que encontrarás en la zona donde resides. Pedir esta información puede ser un buen principio para comenzar el recorrido hacia un tratamiento psicológico. Yo me formé en alteraciones alimentarias y empecé a trabajar en este campo en la asociación ADANER (Asociación en Defensa de la Atención a la Anorexia Nerviosa y la Bulimia). Aunque el nombre no lo incluya, también se ocupa del trastorno de atracones, y ejercí durante años de coterapeuta en su sede de Sevilla aprendiendo de una compañera y asistiendo a personas que lo sufrían. La labor que realizan y la información que proporcionan este tipo de asociaciones son muy valiosas, especialmente cuando los recursos económicos para acceder a otra clase de tratamiento son limitados.

Por otro lado, en la web <https://cometeelmun

dotca.es> encontrarás información actualizada y de calidad de la mano de profesionales de la psicología, la nutrición, la endocrinología y la psiquiatría, además de publicaciones y recursos para profesionales, familiares de afectados o personas que padecen un trastorno de la conducta alimentaria o cualquier alteración relacionada con la alimentación.

- Contactar con los colegios profesionales. Si tienes dudas o si no encuentras a ninguna persona con la que poder comenzar tu tratamiento, llama al colegio oficial de psicología de tu comunidad autónoma, o consulta su web, donde encontrarás una base de datos con los profesionales colegiados de tu región.

¿QUÉ COSAS DEBO TENER EN CUENTA PARA SABER QUE ME ATENDERÁN BIEN?

Cuando llega el momento de dar este paso, es habitual hacerse esta pregunta, aunque nadie puede garantizarte que no tendrás una experiencia inadecuada, como no se puede garantizar en otros ámbitos. Esto no quiere decir que todas tus consultas con profesionales de la psicología tengan que resultar contraproducentes. Encontrar a la persona apropiada conlleva la posibilidad de tener alguna experiencia que no nos resulte cómoda o incluso nos haga renunciar a pedir ayuda; por este motivo, muchos centros ofrecen la oportunidad de establecer un primer contacto por teléfono, videollamada o presencial para plantear las inquietudes iniciales de una forma más cómoda.

Lo más importante es que el profesional ejerza la psicología de forma reglada y tenga formación y experiencia en lo que te está ocurriendo, así como que use métodos y tratamientos que se correspondan con tus necesidades. Una vez resuelta esta primera cuestión, es preciso tener en cuenta la confianza y comodidad que sentimos en la consulta. ¿Y si el primer día no te sientes a gusto? No desesperes. Parte de la labor de los profesionales de la psicología es establecer un buen vínculo terapéutico que nos permita crear lazos con los pacientes, clientes o personas que visitan nuestra consulta, a través del cual poder comenzar el tratamiento psicológico. Como cualquier otra relación social, la relación entre el psicólogo y el paciente se desarrolla en un espacio de confianza, donde compartir y conocerse es fundamental para que dicha relación funcione. Ese es el motivo de que las primeras sesiones de los tratamientos psicológicos se dediquen a conocer las razones que han llevado a una persona a la consulta, su línea de vida, su recorrido y el modo en que se sostiene lo que está sucediendo.

Recuerdo que una persona muy especial para mí, a la que yo no pude atender en la consulta dada nuestra relación, me preguntó una vez cómo iba a saber que la persona que yo le había recomendado para acompañarla en su tratamiento sería la profesional indicada para ella. Le respondí que yo no tenía forma de asegurarle que así fuera, pero que me había basado en el conocimiento de sus necesidades y de los compañeros y colegas de profesión para recomendarle la candidata. «Probablemente te darás cuenta. Aunque no puedas explicar con palabras el porqué, sabrás si ese es el lugar donde te sientes lo suficientemente cómoda para abrirte, para expresarte, y si confías lo bastante en la persona que te va a acompañar», fue lo único que pude decirle. Después de varias sesiones con esa profesional, lo supo; me explicó que de alguna forma notaba que estaba en buenas manos y no le parecía que estuviera siendo escuchada y atendida de forma inadecuada.

Una vez que has dado el (tan complicado) primer paso y tienes la sensación de estar siendo atendida en el lugar adecuado, llega el momento de hablar de compromiso. Recibir ayuda o atención psicológica generalmente requiere cierta continuidad. La duración específica de tu tratamiento dependerá del sistema de trabajo de la persona que te atienda, así como del protocolo o la línea de intervención elegida. Sin embargo, sea cual sea la elección, generalmente llevar a cabo el tratamiento exige compromiso y constancia. A veces deseamos tanto que los cambios se produzcan deprisa que nos desesperamos y queremos acelerar el ritmo al que avanzamos. Ante esta o cualquier otra inquietud, es bueno que confíes lo suficiente en el profesional para poder comentarle tus dudas y pedir que te explique los motivos por los que vais dando los pasitos de esa manera o tenéis esa línea de tratamiento.

¿ES CONFIDENCIAL LO QUE CUENTO EN TERAPIA?

Lo es. Es confidencial tanto para el profesional que te atiende como para el equipo con el que se realizan las supervisiones. La persona que te atiende tiene la obligación de guardar la confidencialidad del contenido de tus sesiones. Es más, se te informará de ello en las primeras consultas e incluso firmarás un documento donde este compromiso queda por escrito. La confidencialidad tiene algunas excepciones, que te serán explicadas, pero que respetarán siempre tu intimidad. Igualmente, el profesional que te acompañará se abstendrá de juzgar tus conductas. Nuestro trabajo como profesionales de la psicología es escuchar y analizar de forma objetiva aquello que te está ocurriendo, y relacionarlo con nuestros conocimientos sobre salud mental, no juzgar si nos parece bien o mal una conducta ni tener en cuenta nuestras opiniones al respecto.

¿Puede el vínculo romperse?

¡Por supuesto! Como otras tantas relaciones y vínculos que establecemos en nuestra vida. Nada puede asegurarte que no encuentres en el camino circunstancias o acontecimientos que hagan que la relación que tenías con el profesional que te acompañaba se rompa. Nosotros (los profesionales) somos consciente de ello, y estamos preparados para que puedas expresar tus miedos, preocupaciones o necesidad de derivación. Parte de nuestra labor es ofrecerte un espacio seguro, y si sientes que has perdido la seguridad en el tratamiento, podemos proponerte una derivación y asesorarte para facilitar el cambio de profesional.

Como ves, son muchas las dudas que pueden presentarse al decidir pedir ayuda profesional. Todas ellas puedes consultarlas con tranquilidad, para, una vez resueltas, comenzar tu tratamiento con la confianza necesaria. No es sencillo, pero merece la pena. La ayuda puede pedirse a modo preventivo o cuando se presenta una sintomatología específica de mayor intensidad. En ninguno de ambos casos es tarde si la intención es buena. Sé que no es fácil dar el paso y que, además, muchas veces ni siquiera nos damos cuenta de que esto que nos está ocurriendo puede precisar asistencia. Por este motivo siempre es buen momento para realizar esa llamada o acudir a un centro especializado. No pasa nada si llevas años evitando hacerlo ni si crees que es demasiado tarde; sea como sea, vas a pedir ayuda y este es el primer paso, y el más importante.

Gracias

Puesto que has llegado hasta aquí, no me queda sino agradecerte la lectura y que me hayas permitido compartir estas páginas contigo. Espero que este libro te haya ayudado a conocer o reconocer cómo te encuentras, a entender algún aspecto importante de la relación contigo misma, tu cuerpo o tu alimentación. Leer e informarte ya es una forma de mirar dentro, de prestarte atención y de pararte a reflexionar.

En este momento quizá necesitas repasar lo leído, o te has decidido a pedir ayuda, o ya seguías un tratamiento mientras leías, o simplemente este libro te ha acompañado durante un tiempo. En cualquier caso, gracias, pero te agradezco especialmente que te hayas dado la oportunidad de comprender que cuidarte no es simplemente comer menos y moverse más. Ofrecer espacio a otras maneras de entender nuestra relación con la comida y con nuestro cuerpo nos permite dar visibilidad a todo aquello que tanta falta nos hace: diversidad, flexibilidad, atención y escucha a nuestras necesidades, además de saber cuidar de los demás, ser asertivas y empáticas y no perder estas habilidades con nosotras mismas. De alguna forma se trata de salir de la dinámica habitual de control externo sin reflexión interna, y permitirnos plantearnos otras opciones o caminos.

Cierro este recorrido con una frase de una amiga y compañera:

La relación que tienes con tu cuerpo
habla más de tu historia que
de tu cuerpo.

GEMA GARCÍA MARCO

Gracias.

AGRADECIMIENTOS

Estoy muy agradecida a todas las personas que me han acompañado en la escritura de este libro. Cada cosa que he vivido a lo largo de este tiempo ha aportado, de alguna forma, su granito de arena para que este proyecto tuviera lugar.

A mi familia, por su acompañamiento continuo y por sostenerme. A J. R. V. por ayudarme a disponer de tiempo y por recordarme cada día lo que a veces olvido. A mis amigas, por estar al otro lado y, a pesar de la distancia, ser un gran apoyo y una gran compañía en este proceso. Especialmente a Z. G. J., por leer estas páginas cuando aún eran un simple boceto. En la vida nunca se deja de aprender y eso mismo me ocurre a mí con J. A. R., al que agradezco que me enseñe tanto a pesar de ser yo la hermana mayor.

Un agradecimiento muy especial a mis compañeras de profesión, que me han ofrecido su opinión sobre estas páginas. Gracias a B. P. V. y M. L. M.; lo que vosotras me habéis transmitido me dio energía para continuar. Sin duda, mi más sincero agradecimiento a G. G. M., por ser una fuente de aprendizaje constante, de acompañamiento y supervisión profesional.

A Yolanda, mi editora, por confiar en mí hace ya muchos años y sostener la ilusión y entusiasmo hasta el último día.

Pero, sobre todo, gracias a las personas que he tenido la suerte de acompañar en consulta a lo largo de todos mis años de trabajo. Gracias por despertar en mí la necesidad de continuar formándome, leyendo y descubriendo cada día un poco más sobre esta profesión.

Espero que este libro devuelva un poco de toda vuestra ayuda.

CRISTINA